Theodor Meyer-Steineg

Das medizinische System der Methodiker

Verlag
der
Wissenschaften

Theodor Meyer-Steineg

Das medizinische System der Methodiker

ISBN/EAN: 9783957006424

Auflage: 1

Erscheinungsjahr: 2015

Erscheinungsort: Norderstedt, Deutschland

Webseite: http://www.vdw-verlag.de

Verlag
der
Wissenschaften

Jenaer medizin-historische Beiträge

herausgegeben von Prof. Dr. Theod. Meyer-Steineg

Heft 7/8:

Das medizinische System der Methodiker

eine Vorstudie

zu Caelius Aurelianus „De morbis acutis et chronicis"

Von

Prof. Dr. Theod. Meyer-Steineg

Gedruckt mit Unterstützung der Puschmann-Stiftung zu Leipzig

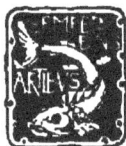

Jena

Verlag von Gustav Fischer

1916

Inhaltsverzeichnis.

I. Asklepiades von Prusa, der Vorbereiter der methodischen Lehre.

Vier Namen bezeichnen die großen Entwicklungsabschnitte der »methodischen Schule« und damit zugleich bis zu einem gewissen Grade der römischen Medizin überhaupt: Asklepiades von Prusa, Themison von Laodikeia, Thessalos von Tralles und Soranos von Ephesos. Will man die Bedeutung dieser Männer gleich vorwegnehmen, so kann man den ersten als den Vorbereiter, den zweiten als den Begründer, den dritten als den praktischen Ausbauer und den letzten schließlich als den Vollender bezeichnen.

Mit dem Auftreten des Asklepiades von Prusa, welcher um das Jahr 91 vor Chr. nach Rom übersiedelte, beginnt eine neue Epoche in der römischen Medizin[1]). Bis zu diesem Augenblicke hatte sich die eingeborene römische Volksmedizin, wie sie namentlich in Cato dem Censor einen ebenso überzeugten wie eifrigen und auch wohl einflußreichen Vertreter fand, ziemlich verständnislos der auf Griechenlands Boden erwachsenen ärztlichen Kunst und medizinischen Wissenschaft gegenübergestanden, wenn auch einzelnes davon Eingang gefunden hatte.

An dieser Tatsache aber trugen die eigenartigen Verhältnisse schuld, unter denen die Heilkunde bei den Römern sich bis in das letzte Jahrhundert vor Chr. hinein befunden hatte. Während in Griechenland der ärztliche Beruf unabhängig von staatlichen Maßnahmen als eine freie Kunst sich entwickelt und einen kraft eigener autonomer Gesetze ethisch wie sozial hochstehenden Ärztestand ausgebildet hatte, war in Rom — wenn man von der Haus-

---

[1]) Ich beschränke die folgenden einleitenden Ausführungen auf das Notwendigste und verweise im übrigen auf meine in vieler Beziehung ausführlichere Erörterung in meinen Arbeiten »Priscianus und die römische Medizin«. Jena 1909. S. 1 ff. und »Thessalos von Tralles« im Archiv für Gesch. d. Medizin. 1910. S. 89 ff.

medizin mit ihrer Mischung von Aberglauben und grober Empirie absieht — lediglich der Sklavenstand Jahrhunderte hindurch Träger der medizinischen Kultur gewesen.

Diese äußeren Verhältnisse waren natürlich nicht ohne Einwirkung auf die innere Gestaltung der Heilkunde auf römischem Boden geblieben. Denn bei einem Volke, dessen Bürger mit Geringschätzung auf die ihnen nur durch ihre Leibeignen vermittelte ärztliche Kunst herabsahen, konnte ein Verständnis für das wissenschaftlich-künstlerische Streben der griechischen Medizin nicht aufkommen.

Wenn nun trotzdem ein Mann wie Asklepiades nicht nur für seine Person die eines freien Mannes würdige Stellung zu erreichen vermochte, sondern auch die Veranlassung war, daß allen in Zukunft sich in Rom niederlassenden freien Ärzten durch Cäsar das Bürgerrecht verliehen wurde, wenn es ihm weiterhin gelang, mit glänzendem Erfolge als Arzt in der Hauptstadt zu wirken, für seine medizinischen Lehren einen großen Anhängerkreis zu gewinnen und einen nicht geringen Einfluß auf die ganze weitere Gestaltung der Heilkunde auszuüben, so verdankte er alle diese Erfolge neben seinen sonstigen Eigenschaften in erster Linie seiner außergewöhnlichen Fähigkeit, sich, seine Ideen und sein Handeln den römischen Verhältnissen anzupassen.

Diese seine Anpassung aber zeigte sich in zweierlei Richtung: äußerlich, indem er gegenüber der durch die kurpfuschenden Laien und die ungebildeten Ärzte bei den Römern eingerissenen Quacksalberei und therapeutischen Vielgeschäftigkeit eine mehr »naturgemäße« ärztliche Behandlungsweise setzte, die in ihrer Sinnfälligkeit auch dem ärztlich ungebildeten Publikum einleuchten mußte. Sodann aber dadurch, daß er seinen praktischen Heilmaßnahmen eine theoretische Begründung gab, welche mit ihrer Anlehnung an die epikuräische Philosophie[1]), namentlich an die Atomtheorie des Herakleides, bei dem gebildeten Römer Anklang fand. M. a. W.: Asklepiades verstand es, ein äußerst geschicktes Kompromiß zu finden zwischen der wissenschaftlich-theoretischen und der praktisch-technischen Seite der Heilkunst.

---

[1]) Dieser Zusammenhang der Lehren des Asklepiades mit denen Epikurs wird auch von Galen (Ed. Kühn XIV, 250) betont.

Das Wesentliche und Bedeutungsvolle seiner theoretischen Lehren lag aber darin, daß er sich von der damals infolge der gewaltigen anatomisch-physiologischen Entdeckungen der Alexandriner zweifellos überlebten Humoralpathologie[1]), in deren Namen alle die therapeutischen Übertreibungen begangen wurden, abwandte und an die Stelle einer einseitig nur die Säfte, d. h. die flüssigen Körperbestandteile berücksichtigenden Krankheitstheorie eine weniger einseitige Lehre zu setzen versuchte.

Natürlich bedeutete es einen gewaltigen Umsturz, daß nunmehr ein Mann auftrat, der bewußt die hippokratische Lehre von der »Physis« welche immer noch auf das engste mit der Humorallehre verknüpft war, verwarf[2]). Dabei bestand in Wirklichkeit zwischen den Anschauungen des Asklepiades und denen der Hippokratiker in einer wichtigen Beziehung eine enge Verwandtschaft. Bei beiden bildete den Ausgangspunkt der gesamten Betrachtungen die Praxis, den Hauptteil des Ganzen die Therapie. Beide unterschieden sich aber darin, daß die letzteren die Theorie ganz offen und unmißverständlich lediglich als sekundäre Erklärungsversuche gelten lassen wollten, welchen keinesfalls ein Einfluß auf das praktische ärztliche Handeln eingeräumt werden dürfe. Asklepiades suchte hingegen wenigstens die Vorstellung zu erwecken, als ob die Theorie mit der Praxis ein einheitliches Ganze bildete und wußte dadurch in der Tat den Eindruck eines geschlossenen Systems der Heilkunde hervorzurufen; einen Eindruck, der auf die Ärzte und gebildeten Laien so außerordentlich bestechend wirkte.

Wie bereits gesagt wurde, schloß sich ‚Asklepiades in seinen theoretischen Anschauungen an atomistische Ideen an, nach denen die gesamte Welt als zusammengesetzt aus kleinsten, nicht mehr teilbaren Körperchen betrachtet wurde. Indem er diese, immerhin ziemlich vagen Vorstellungen auch auf den menschlichen Körper anwandte, und sie zugleich durch die anatomisch-physio-

---

[1]) Sie war unter dem Einfluß der anatomisch-physiologischen Richtung der Alexandriner zwar keineswegs überwunden worden, hatte aber ihren Sinn und Wert als Grundlage für die therapeutischen Prinzipien zum größten Teil eingebüßt.

[2]) Damit ist natürlich nicht gesagt, daß er die ganze »hippokratische Medizin« ablehnte. Das geht schon daraus hervor, daß er selbst z. B. eine Erläuterung zu den hippokratischen Aphorismen geschrieben hat (vgl. Cael. Aurel. ac. morb. III, 5; Galen [Ed. Kühn] XVIIIb S. 631).

logischen Kenntnisse der Alexandriner stützte, kam er zu einer Erklärung der Lebenserscheinungen, bei welcher die Hauptrolle den aus den Grundstoffen der Atome[1]) zusammengesetzt gedachten festen Teilen des Organismus, — den Geweben — zufiel.

Ein klares und zusammenhängendes Bild, wie sich Asklepiades die Lebensfunktionen im einzelnen und in ihrem Zusammenhang untereinander vorstellte, können wir uns bei den geringen diese Fragen betreffenden Bruchstücken nicht machen[2]). Doch ist das Eine deutlich zu erkennen, das seine Anschauungen in ihren wesentlichen Grundzügen von mechanistischen Ideen getragen wurden. Während die Hippokratiker und die unter ihrem Einfluß stehenden Alexandriner einen — wenn man diese moderne Bezeichnung gebrauchen darf — vorwiegend chemischen Ausdruck für alle Körpervorgänge zu finden trachteten, so kann man die theoretischen Erklärungen der Lebenserscheinungen durch Asklepiades als den Versuch bezeichnen, auf physikalischem Wege den Problemen näher zu kommen[3]).

Dieses Moment trat sehr deutlich in seiner Krankheitstheorie, welche den eigentlichen Kern seiner medizinischen Lehren bildet, hervor: es zeigt sich insbesondere in seiner Zurückführung vieler Krankheitserscheinungen auf Veränderungen der Atome. Zwar konnte er die Säfte, die Humores aus seiner Betrachtung nicht ganz ausschalten, weil sie ihm zum Teil geradezu als Träger der Atome galten. Vor allem sah er in dem Blute einen flüssigen Stoff, welcher auch Materie aus größeren Körperchen (majorum corpusculorum materia) enthalte[4]); und der »die Hohlgänge (des Körpers) durchlaufende Saft« (succorum ductus meatu percurrens)[5]) spielt bei ihm in der Erklärung der Krankheitserscheinungen, wie überhaupt der Lebensvorgänge eine nicht geringe Rolle. Auch das

---

[1]) »συγκέκριται (τὸ σῶμα) .... ἐκ ὥσπερ στοιχείων τῶν ὄγκων« (Soranos περὶ γυναικείων III, 3. Ed. Rose S. 301).

[2]) Auf seine einzelnen physiologischen Lehren hier einzugehen, würde zu weit führen.

[3]) Ein typisches Beispiel für diesen Gegensatz bilden z. B. die beiderseitigen Fiebertheorien: die Humoralpathologie erklärt das Fieber durch eine Veränderung in der Säftemischung; Asklepiades dagegen durch Mißverhältnis der Poren zu den in ihnen kreisenden Atomen; daraus erfolgt verstärkte Reibung der Atome an den Porenwandungen, und diese Reibung erzeugt erhöhte Hitze = Fieber.

[4]) Vgl. Cael. Aurel. ac. morb. I, Kap. 15, § 124.

[5]) Vgl. Cael. Aurel. l. c. I, Kap. 14, § 106.

Pneuma bleibt bei Asklepiades durchaus nicht völlig unberücksichtigt. Diesen, durch die Atemluft (spiritus) in den Körper ein-
geführten Stoff sieht er als eine aus »Körperchen«, und zwar aus
den kleinen zusammengesetzte Materie (parvorum corpusculorum
materiae) an [1]). Krankheit entsteht also nach Asklepiades Anschauung durchaus nicht bloß infolge Veränderungen in den festen
Teilen, sondern ebensogut durch Störung der flüssigen und luftförmigen Stoffe (turbatis liquidis et spiritu) [2]).

Die soeben ganz kurz skizzierten Anschauungen des Asklepiades zeigen deutlich, daß er, trotz seiner Abwendung von
der alten Humoralpathologie doch nicht einseitig solidarpathologische Ideen vertrat [3]), daß er vielmehr durchaus nach eklektischen
Grundsätzen verfuhr. Das tritt dann ganz klar hervor, wenn man
seine Lehren über die Ursache und das Wesen der einzelnen
Krankheiten näher betrachtet.

Ein grobes Schema seiner »speziellen Pathologie« — es findet
sich bei Caelius Aurelianus [4]) — lautet folgendermaßen: »Durch
Stockung der Körperchen [5]) werden die Krankheiten bewirkt [6]).
Ihre Stockung aber entsteht entweder infolge ihrer Größe oder
ihrer Form, oder ihrer Menge oder ihrer übermäßig schnellen
Bewegung oder durch Knickung der Poren. . . Es entstehen
verschiedene Leiden entsprechend der Verschiedenheit der Gegend
oder der Poren; aber nicht alle Krankheiten beruhen auf Stockung
der Körperchen, sondern nur gewisse; das sind: Phrenitis, Lethargie,
Pleuritis und die heftigen Fieberformen (überhaupt); die leichten
(Fieber) aber entstehen infolge einer Störung der Säfte und des
Pneumas. Ferner entsteht der Heißhunger durch die Weite der

---

[1]) Vgl. Cael. Aurel. l. c.

[2]) Vgl. Cael. Aurel. ac. morb. I, Kap. 15, § 127, ebenso I, Kap. 14, § 107.
Dasselbe zeigen zahlreiche andere Zitate bei Cael. Aurel. ac. morb. II, Kap. 13, § 89;
II, Kap. 39, § 225 (»in corpore cruditas« — also humoralpathologische Erklärung);
III, Kap. 1, § 5 (»humoris fluor«); III, Kap. 19, § 188 ähnlich; usw. usw.

[3]) Diese Ansicht findet man immer wieder vertreten. So auch noch Wellmann,
Asklepiades von Bithynien. Neue Jahrb. für das klass. Altertum. XXI. Band. 1909.
S. 701.

[4]) ac. morb. I, Kap. 14, § 107 f.

[5]) ἐμφράξεσιν ὄγκων ἐν πόροις berichtet Galen VII, 614.

[6]) Wellmann (l. c. S. 700) meint irrtümlicherweise umgekehrt: »die normale
Bewegung der Atome in den Poren wird gestört durch Krankheit«.

Magen- und Darmporen. Die Erschöpfung aber und die unmäßig hinfällige Erschlaffung des Körpers entstehen durch Enge der Poren. Die Wassersucht ferner (bildet sich) durch eine Durchbohrung der Fleischsubstanz in Form kleiner Poren, durch welche die gewöhnlichen Nährstoffe des Körpers in Wasser verwandelt werden [1]). Der Typus des Eintagfiebers ferner entsteht durch Stockung der größeren Körperchen; denn diese rufen schnell eine Verstopfung (der Poren) hervor. Das Dreitagfieber [2]) entsteht durch Stockung der kleineren und das Viertagfieber durch Stockung der kleinsten Körperchen; denn diese lassen sich nur schwer (in die Poren) füllen und wieder ausschöpfen« [3]).

Die unmittelbare Ursache (συνεκτική αἰτία) der Krankheiten sieht Asklepiades also vorwiegend in einer Störung der Atombewegungen, daneben aber auch in Veränderungen der Säfte und des Pneumas. Ihr widmet er seine besondere Aufmerksamkeit [4]). Aber auch die vorhergehenden Ursachen (antecedentes causas quos procatarcticas appellant) werden von ihm berücksichtigt [5]), ohne daß sie freilich eine wichtige Rolle spielen [6]).

Seine Grundanschauungen haben nun ferner zur Folge, daß er sich über den Sitz der einzelnen Krankheiten klar zu werden sucht. Bei Allgemeinerkrankungen, wie z. B. vielen fieberhaften Leiden begnügt er sich mit der vagen Vorstellung, daß ihr Sitz

---

[1]) Asklepiades stellt sich den Prozeß der Wasserbildung bei Wassersüchtigen also offenbar als eine Art Filtrationsvorgang vor, bei dem die nach seiner Meinung in der Fleischsubstanz sich bildenden feinen Poren die Rolle des Filters spielen.

[2]) Auch nach Soranus (περὶ γυναικείων II, 3) Ed. Rose, S. 301, führt Asklepiades die meisten Krankheiten auf »Stockung« (ἔνστασις) zurück, welche die unmittelbare Ursache (συνεκτική αἰτία) der meisten Leiden sei; ausgenommen: Heißhunger, Wassersucht usw.

[3]) Es gibt also nach Asklepiades Krankheiten 1. durch Atomstockungen: dazu gehören vor allem die schweren Fieber (Cael. ac. I, Kap. 1, § 18), welche im übrigen ihren Ausgangspunkt von den verschiedensten Teilen des Körpers nehmen können; 2. durch Säfteveränderungen: dazu gehören die leichtesten Fieber, Pleuritis (Cael. ac. II, Kap. 13, § 89), die Synanche (Cael. ac. III, Kap. 1, § 5), die Cholera (Cael. ac. III, Kap. 19, § 188); 3. durch Stockungen des Pneumas: z. B. bei Phrenitis u. andern Gehirnkrankheiten (Cael. ac. I, Kap. 1, § 6).

[4]) cf. Cael. Aurel. ac. I, 112.

[5]) Vgl. Cael. Aurel. ac. morb. I, Kap. 1, § 27 f. und § 32 f.

[6]) z. B. bei der Cholera (Cael. Aurel. ac. morb. III, Kap. 19, § 188); bei der Epilepsie (ibid. chron. morb. I, Kap. 4, § 61); bei Hydrops (ibid. III, Kap. 8, § 100) n. ö.

in den Poren des gesamten Körpers sei und er unterscheidet
dabei, wie bereits oben[1]) angedeutet wurde, die einzelnen Fieberformen nur nach der Stärke der dabei als Ursache in Betracht
kommenden »Körperchen«.

Bei den meisten Krankheiten aber merkt man deutlich sein
Bestreben, die durch die Alexandriner erzielten anatomischen
Kenntnisse für die Krankheitslehre nutzbar zu machen. So läßt
er die bei den Epileptikern auftretenden Krämpfe von Vorgängen
in den Hirnhäuten abhängig sein[2]). In die gleichen Teile verlegt
er ferner die Geistesverwirrung bei Phrenitis[3]) wie auch bei andren
psychischen Erkrankungen[4]). Den Sitz der Pleuritis verlegt er in
das Rippenfell[5]), den Sitz der Peripneumonie in »die der Lunge
benachbarten Teile der Luftröhre, die sogenannten Bronchien«[6]). usw.

Auch für die Tatsache, daß bei manchen lokalen Erkrankungen andre, entfernte Teile gleichzeitig Krankheitssymptome
zeigen, sucht er nach einer Erklärung. Er gibt sie in seiner
Lehre von den »consensuellen Beziehungen«. »Alle in der Tiefe
des Körpers angeordneten Teile — so sagt er[7]) — stehen infolge
einer unerklärlichen Verwandtschaft miteinander in Zusammenhang«. So beispielsweise die Hirnhäute mit verschiedenen peripheren Teilen[8]).

Diese Anschauung hat nun für Asklepiades nicht etwa
bloß theoretisches Interesse, sondern vor allen auch eine praktische
Bedeutung, indem sie ihm die Möglichkeit gibt, sich vorzustellen,
warum man einen Krankheitsvorgang in einem der unmittelbaren
Behandlung nicht zugänglichen Teile durch Einwirkung auf einen
angreifbaren, zwar von dem Sitz des Leidens entfernten, aber mit
ihm in Zusammenhang stehenden Teil beeinflussen kann. Und
erst diese Erkenntnis setzt ihn in den Stand, eine starke Einsei-
tigkeit seiner Behandlungsmaßnahmen zu vermeiden, mit der er

---

[1]) Vgl. oben S. 9 f.
[2]) Vgl. Cael Aurel. ac. morb. I, Kap. 1, § 20.
[3]) Vgl. ebenda § 6.
[4]) Vgl. ebenda III, Kap. 14, § 112.
[5]) Vgl. ebenda II, Kap. 16, § 96.
[6]) Vgl. Cael. Aurel. ac. morb. II, Kap. 28, § 147.
[7]) Vgl. ebenda I, Kap. 15, § 128.
[8]) Vgl. ebenda I, Kap. 1, § 6.

andernfalls durch seine vorwiegend örtlich-mechanistischen Vorstellungen sich hätte bescheiden müssen [1]).

Was nun die Grundsätze seiner Therapie selbst anbetrifft,
so sind sie zu einem Teil zweifellos lediglich aus praktischen Erwägungen entsprungen. Wenn er als obersten Leitsatz aller ärztlichen Betätigung die Worte »tuto celeriter, jucunde« aufstellte [2]),
und forderte, jeder tüchtige Arzt müsse für jeden Krankheitsfall
mindestens zwei bis drei Mittel erprobt und in Bereitschaft haben [3]),
wenn er die Erfahrung, daß die gleichen therapeutischen Maßnahmen
an verschiedenen Orten eine ganz verschiedene Wirkung haben [4]),
praktisch verwertete, wenn er ferner den »natürlichen« Hilfs-
mitteln (wie Diät, Bewegung, Bäder, Schwitzen, Wassertrinken u. a.) [5])
den Hauptplatz einräumte, so zeigt dies alles, daß er ein geschickter
Praktiker war. Wenn er aber, wie uns Caelius Aurelianus [6])
überliefert, grundsätzlich etwas anderes verordnete als der vorbe-
handelnde Arzt, so sieht dies zum mindesten wie ein Anflug von
Charlatanerie aus [7]).

Dagegen ist seine Therapie, soweit sie theoretisch begründet
ist, in erster Linie eine folgerichtige Anwendung seiner atomistischen Lehren, welche nur von recht wenigen Inkonsequenzen
durchbrochen wird. Der oberste Grundsatz, daß die Natur nicht nur
ohne Vernunft und ohne Kunst, sondern geradezu schädlich sei [8]), richtet
sich nach seiner ganzen Formulierung zum Teil gewiß mehr äußerlich
gegen die hippokratische Lehre von der Physis [9]), welche von den
umgekehrten Prinzipien ausgeht. Doch ist er ebenso sicher gleichzeitig der Ausfluß seiner Krankheitstheorie. Denn nach dieser

---

[1]) Dieser Zusammenhang scheint mir bisher von keiner Seite genügend gewürdigt
worden zu sein.

[2]) Vgl. Celsus III, Kap. 4 (Ed. Daremberg S. 78): »Asklepides officium esse
medici dicit, ut tuto, ut celeriter, ut jucunde curet«.

[3]) Vgl. Scribonius Largus composit. Einleitungsepistel.

[4]) Vgl. Cael. Aurel. ac. morb. II, Kap. 22, § 129.

[5]) Vgl. Cael. Aurel. ac. morb. I, Kap. 15, § 135.

[6]) Man braucht deshalb das ganz abfällige Urteil des Plinius (nat. hist. XXVI,
Kap. 3) noch nicht sich zu eigen zu machen.

[7]) Vgl. Celsus, Lib. II, Kap. 14 (Dar. S. 58); Lib. III, Kap. 4 (S. 78); Lib. V
prooem (S. 160): »ad ipsius victus rationem potius omnem curam suam transtulit«.

[8]) Vgl. Celsus IV, 19; Galen (Ed. Kühn) III, S. 572.

[9]) Dabei steht er andererseits gerade der hippokratischen Medizin in seinen Anschauungen sehr nahe.

bestanden ja alle Leiden in naturwidrigen Verhältnissen zwischen Poren und Atomen, die nur durch das Eingreifen des Arztes zur Norm zurückgeführt werden konnten. Ein grober Widerspruch gegen diese Anschauungen liegt dann freilich in seiner Annahme, daß das Fieber das beste Heilmittel sei[1]).

Im übrigen aber ergaben sich aus seiner Krankheitstheorie folgende Hauptgrundsätze der Therapie: Da die meisten Krankheiten auf Stockungen der »Körperchen« in den Poren des Körpers beruhten, so war die vornehmste Aufgabe, die Körperchen wieder in Bewegung zu setzen[2]). Bei Lethargos zum Beispiel betrachtet er es als seine Aufgabe, solche Mittel zu verordnen, »welche die Fähigkeit haben, die Häute des Gehirns heftig zu »verdünnen« und in Bewegung zu bringen«[3]). Überhaupt scheint er bestrebt gewesen zu sein, bei jeder akut fieberhaften Krankheit zunächst eine allgemeine Entspannung und Erschlaffung des Körpers herbeizuführen[4]).

Beruht aber umgekehrt das Leiden auf einer Erweiterung der Poren, wie beispielsweise die bei dem sog. »morbus cardiacus« auftretenden Schweiße, dann versucht er die Poren durch zusammenziehend wirkende Stoffe (unverdünnten Wein) zu verengern[5]).

Ein wichtiger therapeutischer Grundsatz des Asklepiades, in welchem die nahe Berührung mit der hippokratischen Praxis ersichtlich wird, besteht in seinem Streben, bei der Krankheitsbehandlung sorgfältig alle möglichen äußeren Momente zu berücksichtigen. Die jeweilige Witterung, die Jahreszeit, der Aufenthaltsort des Kranken erscheinen ihm als so wichtige Punkte, daß er ihnen einen entscheidenden Einfluß bei der Auswahl seiner Verordnungen einräumt. Das zeigt uns nicht nur sein durch Caelius Aurelianus[6]) überliefertes Prinzip selbst, sondern es blickt auch sonst häufig aus seinen Vorschriften heraus.

---

[1]) Vgl. Celsus III, 4.

[2]) Bezeichnend ist der Ausdruck des Plinius (nat. hist. XXVI, Kap. 3, 8), des Asklepiades Behandlung habe den Zweck gehabt »ut morbos extenuaret«.

[3]) Vgl. Cael. Aurel. ac. morb. II, Kap. 9, § 37, »omne quod tennare atque movere vehementer membranas valeat cerebri«.

[4]) Vgl. Celsus, Lib. III, Kap. 4 (S. 78).

[5]) Vgl. Cael. Aurel. ibid. II, Kap. 39, § 229 f.

[6]) Vgl. Cael. Aurel. ac. morb. I, Kap. 15, § 139; II, Kap. 22, § 129.

Eine Aufgabe besonderer Art erwuchs dem Asklepiades, wie bereits oben angedeutet wurde, in solchen Fällen, wo die Krankheit ihrem Sitz nach sich einem unmittelbaren Eingriff entzog, oder wo es sich darum handelte, sie gleichsam nach einer anderen Stelle abzuleiten. So verordnet er zum Beispiel bei dem erwähnten »morbus cardiacus« kräftige Klistiere zur Ableitung auf den Darm (ob aversionem faciendam)[1]. Dem gleichen Zwecke dient bei Synanche (Angina) der Aderlaß[2], und scharfe Klistiere müssen ihm auch bei Krämpfen eine »Anziehung des (Krankheits-) Stoffes aus den leidenden Teilen auf den Darm« erzielen helfen[3]. Ganz allgemein aber schreibt er vor: »wenn etwas schon verdorben ist, so muß es (aus dem Körper) herausgeschafft werden«[4].

Neben den besprochenen therapeutischen Prinzipien des Asklepiades fällt nun ein Verfahren auf, das zunächst wie eine Inkonsequenz gegen seine sonstigen Behandlungsgrundsätze erscheint[5]. Nach Celsus Bericht[6] gab Asklepiades an, »daß er (bei fieberhaften Krankheiten) sich vornehmlich des Fiebers selbst als Heilmittel bediene«[7]. Und dieser Angabe entspricht die Tatsache[8], daß er beispielsweise bei Krampfleiden geradezu Mittel anwendet, von denen er glaubt, das sie »Fieber« hervorriefen. Er meint dabei aber offenbar nicht etwa das Fieber selbst mit seinen ganzen Erscheinungen, sondern nur die mit ihm einhergehende Erhöhung der Körpertemperatur. Und dieser bedient er sich zu dem gleichen

---

[1]) Vgl. Cael. Aurel. ac II, Kap. 39, § 225 ff.

[2]) Vgl. ibid. III, Kap. 4, § 34 ff. Gleichzeitig verwendet er dabei Klystiere »ob avertendam materiam vel avocandam ab locis patientibus«.

[3]) Vgl. ebenda III, Kap. 8, § 91.

[4]) Vgl. Celsus Lib. I, Kap. 3: »si quid jam corruptum esset, expelli debere confessus est.«

[5]) Es wird auch allgemein als solche aufgefaßt.

[6]) Vgl. Celsus III, Kap. 4.

[7]) Er stand dabei aber durchaus nicht auf dem Standpunkte der hippokratischen Lehre von der Physis, welche in dem Fieber ebenso wie in verschiedenen anderen Körpervorgängen (Erbrechen, Durchfall usw.) eine natürliche Reaktion des Organismus, eine Steigerung des »ἐμφυτὸν θερμόν« sah, sondern ging von dem Gedanken aus, daß die Körperwärme nicht »eingepflanzt« (ἐμφυτὸν), sondern erworben (ἐπίκτητον), und das Fieber somit auch ein dem Körper fremder Prozeß sei, der freilich — aus anderen Gründen — durch Hitze bekämpft werden müsse. Vgl. Galen. VII, S. 614).

[8]) Vgl. Cael. Aurel. ac. morb. III, Kap. 8, 91 f.

Zwecke wie der Wärme überhaupt: nämlich um die in Stockung geratenen Körperchen wieder in Bewegung zu setzen.

Was nun die von Asklepiades angewandten Mittel selbst betrifft, so verwarf er jede übermäßige Verordnung von Medikamenten[1]), versuchte vielmehr zunächst durch allerlei »natürliche Mittel« die Krankheit zu beeinflussen. Vornehmlich bedient er sich — wie uns Celsus[2]) berichtet, dreierlei Maßnahmen: der Reibung (frictio), des Wassers (aqua) und der passiven Bewegung (gestatio)[3]). In der Tat spielen diese Behandlungsformen eine führende Rolle bei ihm. Er verwendet sie aber nicht etwa wahllos, sondern durchaus nach den aus seiner Krankheitstheorie sich ergebenden Anzeichen.

Was zunächst die »Reibung« betrifft, so ist sie wohl kaum eine Erfindung des Asklepiades, sondern durch ihn nur von neuem in den Heilschatz aufgenommen worden. Er versteht darunter etwas ganz anderes als unter der »Einreibung«. Bei der Einreibung (unctio) ist die Hauptsache der eingeriebene Stoff, bei der Reibung (frictio) hingegen die mechanische Einwirkung selbst[4]). Diese ist nun nach Asklepiades[5]) eine ganz verschiedene, je nachdem die Reibung sanft oder kräftig, kurze oder lange Zeit, an einzelnen Teilen oder am ganzen Körper ausgeführt wird.

Eine sanfte Reibung wirkt nach seiner Anschauung beispielsweise Schlaf erzeugend bei Aufregungszuständen (wie der Phrenitis), während heftige Massage geradezu Schlafsucht hervorrufen kann[6]). Die theoretische Vorstellung ist dabei jedenfalls die, daß durch das Reiben die in Stockung geratenen »Körperchen« wieder in Bewegung gesetzt werden. Eine besonders wichtige Rolle spielt aus dem gleichen Grunde auch die Reibung bei der Nachbehandlung der chronischen Leiden, wo sie fast regelmäßig von Asklepiades

---

[1]) Vgl. Celsus Lib. V, prooem.

[2]) ebenda Lib. II, Kap. 14.

[3]) Plinius (nat. hist. XXVI, 13) läßt den Asklepiades fünf solcher »communia auxilia« empfehlen: »abstinentiam cibi, alias vini, fricationem corporis, ambulationem, gestationes.«

[4]) Vgl. Celsus l. c. S. 59.

[5]) Daß die bei Celsus l. c. S. 59 ff. ausführlich behandelten Vorschriften über die »frictio« in der Tat auf Asklepiades zurückzuführen sind, zeigt z. B. Celsus III Kap. 18, (S. 100 f.).

[6]) Vgl. Celsus III, Kap. 18.

vorgeschrieben wird. Unter Umständen aber kann dieselbe Maßnahme auch in der Weise wirken, daß sie den Krankheitsstoff
(die stockenden Körperchen) nach dem geriebenen Teile hinzieht
und gleichsam hervorlockt (materiam evocare)[1].

Das Wasser erfreut sich in der Therapie des Asklepiades
einer hervorragenden Beliebtheit. Das zeigt einmal die von
Plinius[2]) berichtete Tatsache, daß man jenem den Beinamen eines
»Kaltwasserarztes« gegeben habe. Vor allem aber ergibt sich
dies auch daraus, daß in der Tat bei der Behandlung fast aller
Krankheiten — soweit uns dies die Bruchstücke der Asklepiadei-
schen Schriften erkennen lassen — das Wasser irgendwie Verwendung findet. Wenn dies nun auch schon vor Asklepiades bei
manchen alten Ärzten der Fall war, so bedeutet doch die Mannigfaltigkeit der Wasseranwendung einen neuen Schritt. Die Gründe,
welche ihn bei seinen dahingehenden Verordnungen leiteten, waren
zu einem Teil wohl äußerliche: er wollte — wie ja auch Plinius[3])
andeutet — den Neigungen seiner Zeit entgegenkommen. Deshalb beschränkte er sich nicht nur auf die Empfehlung des Bades
bei Gesunden, sondern verwandte es auch — nach Celsus Bericht[4] —
bei Krankheiten, namentlich bei fieberhaften, in kühnerer Weise
als die Ärzte vor ihm.

Daß ihn dabei bestimmte, mit seiner Krankheitslehre zusammen-
hängende theoretische Vorstellungen geleitet haben, darf man an-
nehmen, auch ohne daß es in irgendeinem auf uns gekommenen
Fragment seiner Schriften ausdrücklich gesagt wird. Namentlich
gilt dies für die besonderen Formen der Wasseranwendung, unter
denen das »Schaukelbad« — wenn wir dem Plinins[5]) glauben
dürfen, eine hervorragende Rolle gespielt zu haben scheint. Obgleich nirgends Näheres über diese Einrichtung berichtet wird,
so kann man sich doch vorstellen, daß es sich dabei um eine
Badewanne gehandelt hat, welche durch irgendeine Vorrichtung
in Schaukelbewegung gesetzt wurde. Jedenfalls war der Zweck

---

[1]) Vgl. Celsus IV, Kap. 21, (S. 147).
[2]) Vgl. Plinius nat. hist. XXVI, 14.
[3]) Vgl. Plinius nat. hist. XXVI, 14.
[4]) Vgl. Celsus II, Kap. 17, (S. 62).
[5]) Vgl. Plinius l. c. 16.

dieser Art von Bad der, die Einwirkung des Wassers mit derjenigen, der »passiven Bewegung« zu verbinden.

Was nun die »passive Bewegung« selbst anbetrifft, die ja
nach dem oben Gesagten das dritte der »allgemeinen Behandlungsmittel« des Asklepiades darstellt, so ist sie ebensowenig wie
die beiden vorher besprochenen Maßnahmen, seine eigene Erfindung. Er scheint ihr nur einen größeren Raum in seiner Behandlung zugewiesen zu haben, als die früheren Ärzte und hat sie
sicherlich unter besondere Heilanzeigen gestellt, wie sie seiner
Lehre entsprachen. Offenbar ist sie im Grunde eine mildere
Form der Bewegung überhaupt[1]). Während die »aktive Bewegung« in der Form des einfachen Spazierengehens und der verschiedensten körperlichen Übungen eine gewisse Gesundheit oder
bei dem Kranken ein bestimmtes Maß von Körperkräften voraus-
setzt, unter allen Umständen aber davon ausgeht, daß der Kranke
nicht bettlägerig ist, gestattet die »gestatio« gerade die Ausführung von Bewegungen bei dem darniederliegenden Kranken. So
mannigfach nun auch die Art der durch Asklepiades verwandten
passiven Bewegungen ist, (einfaches Tragen, Spazierenfahren,
Schaukeln in einem Schwebebett usw.) — so ist ihr Zweck doch
der gleiche: sie sollen die Poren erweitern[2]) (vias apertiores fieri)
und dadurch die Stockung der »Körperchen« aufheben.

Grade auf der umgekehrten Wirkung beruht nach Asklepiades
die Anwendung des Weins. Er soll die Poren durch Erhitzung und
Anätzung zusammenziehen, also die zu weiten Poren verengern[3]).
Deshalb gilt er ihm bei allen möglichen Krankheiten, bei denen
es sich um eine Erschlaffung der Gewebe handelt, namentlich
aber bei den nach überstandenem Leiden meist vorhandenen
Schwächezustanden als ein unentbehrliches Mittel der Anregung.
Von der Reichhaltigkeit seiner Weinverordnungen bekommt man
eine Vorstellung, wenn man sich vor Augen hält, daß er eine besondere Schrift[4]) über den Wein verfaßt hat.

---

[1]) Die »aktive Bewegung« (ambulatio) steht im Gegensatz zu der »passiven Bewegung« (gestatio). Vgl. Plinius l. c. 13.

[2]) Vgl. Caelius Aurelian. I, Kap. 15, § 142.

[3]) Vgl. ebenda II, Kap. 39, § 230.

[4]) Vgl. Plinius nat. hist. XXIII, 31 f; Dioskurides V, 7 f.

Mit den besprochenen Maßnahmen des Asklepiades erschöpft sich natürlich keineswegs seine Behandlung überhaupt, sie zeigen vielmehr nur deren charakteristisches Gepräge. Sie lassen erkennen, daß Asklepiades eine entschiedene Hinneigung zur »naturgemäßen« Behandlung besaß und es meisterhaft verstand, die Mannigfaltigkeit seiner Mittel ebenso unter eine einheitliche theoretische Begründung zu bringen, wie sie seine Krankheitslehre aufwies. Darin lag zum großen Teil das Geheimnis seiner Erfolge. die ihn zu dem angesehensten Arzte seiner Zeit machten. Darin lag gleichzeitig aber auch einer der Hauptgründe, daß kein einziger seiner Anhänger und Nachfolger seine Lehren unverändert übernehmen konnte; denn dazu hätte das gleiche Maß von Klugheit gehört, das Asklepiades selbst besaß und durch welches er es verstand, über die Untiefen seiner Lehren und das Schematische seines ärztlichen Handelns die Mitwelt hinweg zu täuschen.

Von den Nachfolgern und Schülern des Asklepiades, an denen es ihm begreiflicherweise bei seinen Erfolgen nicht fehlte, scheinen sich nur ganz wenige über das Mittelmaß erhoben zu haben. Das Wenige, was wir aus den geringen Bruchstücken ersehen, genügt, um zu zeigen, daß sie sklavisch an den Lehren des Asklepiades hängen geblieben und höchstens in unwesentlichen Einzelheiten von diesen abgewichen sind[1]). Jedenfalls hat — mit einer Ausnahme — kein einziger es vermocht, eine ähnliche Rolle zu spielen wie sein Meister. Der eine, der ihn, wenn auch nicht in der Wirksamkeit seiner Person, so doch in seinem Einfluß auf die weitere Entwicklung der Medizin auf römischem Boden nicht nur erreicht, sondern sogar übertroffen hat, ist sein Schüler Themison von Laodikeia.

---

[1]) So trennten sie (nach Cael. Aur. ac. I, Kap. 1 § 6) bei der Phrenitis zwischen Stillstand und Stockung der »Körperchen«, unterschieden eine akute und eine chronische Form des Lethargos (Cael. Aur. ac. morb. II, Kap. 5, § 23), führten die eine auf »Roheit und Überfüllung« (der Säfte) eine andere darauf zurück, daß »der Körper leer und durch Krankheit aufgerieben sei« (vgl. Cael. Aur. l. c.) usw.

II. Themison von Laodikeia[1].

Wenn man sich ein einigermaßen richtiges Bild von diesem Manne und seiner Rolle in der antiken Medizin machen will, so kann man nicht umhin, die äußeren Umstände und die inneren Bedingungen zu zeichnen, unter denen er als Arzt wirkte. Während Asklepiades bei seinem ersten Auftreten in Rom vollkommenes medizinisches Neuland vorgefunden hatte, so konnte Themison einen bereits beackerten Boden weiter bearbeiten. Solange der Meister lebte, scheint der Schüler allerdings nur getreulich in dessen Furchen nachgezogen zu sein. Denn — wie Celsus[2] berichtet, — habe er erst in seinem Alter einiges von den Lehren des Asklepiades abgeändert[3]. In vielen grundlegenden Anschauungen aber ist er zeitlebens von seinem Lehrer abhängig geblieben[4] und hat sich nach dem Urteil späterer Vertreter[5] seiner Lehren noch nicht zu der Erkenntnis der »wahren Methode« durchgerungen.

Hieraus ergibt sich, daß Themison einen Entwicklungsgang durchgemacht hat. Und dieser Entwicklungsgang ist, namentlich auch in dem Endergebnis, zu dem er führte, zu einem erheblichen

---

[1] Zu den nachstehenden Ausführungen habe ich den sog. »Anonymus Parisinus« von dem Rob. Fuchs zuerst Stücke veröffentlicht hat, nicht mit herangezogen; denn ich bin mit Wellmann der Überzeugung, daß in ihm nicht ein Werk Themisons zu sehen ist, sondern dasjenige eines Eklektikers.

[2] Vgl. Celsus. prooem. (S. 2).

[3] Den Unterschied zwischen den Lehren des Asklepiades und des Themison formuliert der Verfasser der Pseudogalenischen Schrift Εἰσαγωγὴ ἢ ἰατρός so: »Θεμίσων .... παρ Ασκληπιάδου τοῦ Λογικοῦ ἐφοδιασθεὶς εἰς τὴν εὕρεσιν τῆς μεθοδικῆς αἱρέσεως (vgl. Galen XIV, 684). Auch Cael. Aurel. (chron. I, Kap. 4, § 140) gibt Anschauungen des Themison wieder, die er als »noch nicht von den Irrtümern des Asklepiades befreit« bezeichnet. Vgl. Cael. Aurel. l. c. IV, Kap. 1, § 6, wo es von Themison heißt: »cum nondum limpide methodicam perspiceret disciplinam.«

[4] Vgl. z. B. Cael. Aurel. ac. morb. I, Kap. 16, § 155.

[5] Vgl. Cael. Aurel. chron. morb. II, Kap. 1 § 57.

2*

Teil verquickt mit den äußeren Verhältnissen, unter denen Themison wirkte und mit den Aufgaben, welche der Medizin zu Rom
erwuchsen.

Die äußeren Verhältnisse für die Ärzte hatten sich durch
die von Augustus ausgehende soziale und rechtliche Erhöhung
aller dem Freigelassenenstande Angehörigen medici erheblich ge-
bessert. Von dem Augenblick an, wo nicht nur, wie bisher, aus
dem gesellschaftlich wie rechtlich niedrigstehenden Sklavenstand
die Ärzte kamen, wo diese vielmehr die Stellung von römischen
Rittern und damit Vollbürgern einnahmen — von diesem Augenblick an fiel auch das Vorurteil, welches bis dahin der Römer
den Ärzten gegenüber betätigt hatte. Die Folge war, daß neben
der immer zunehmenden Zahl griechischer Ärzte nun auch allmählich römische Bürger sich der Heilkunde zuwandten.

Wenn daraus auch nicht so bald ein einheitlicher Ärztestand
hervorging, wie ihn Griechenland geschaffen hatte, so waren doch
die praktischen Bedürfnisse aller nunmehr in Rom tätigen Ärzte
die gleichen. Mangels jeder staatlichen Fürsorge, welche die
Erlernung der Heilkunde ins Auge gefaßt hätte, mangels einer
Überlieferung, die bei den Griechen von alters her eine zusammen-
hängende Reihe einflußreicher Ärzteschulen als private Einrichtungen durch die Jahrhunderte hindurch gehalten hatte, standen
in Rom zu Beginn der Kaiserzeit die Ärzte vor der schwierigen
Aufgabe, sich das zu ihrem Berufe erforderliche Rüstzeug irgendwie selbst zu beschaffen.

Diese Notlage bildet sicherlich einen der wesentlichen An-
triebe für Themison, einen Weg zu suchen, der die Erlernung
der Heilkunde möglichst vereinfachte. Und dieser rein sachliche
Gesichtspuukt geht durch seine ganzen Lehren hindurch. Er
führte ihn von dem eine originale Persönlichkeit erfordernden
Heilsystem seines Meisters Asklepiades fort zur Ausarbeitung
einer praktischen Heilmethode, welche gleichzeitig dem Sinn der
Römer für das Formale, ihrer vorwiegend praktisch-nüchternen
Denkweise Rechnung trug, und dabei ihre Neigung, auch den
freien Berufen einen populär-wissenschaftlichen Anstrich zu geben,
berücksichtigte.

So entstand bei Themison allmählich jene Richtung, welche
er selbst, seine Schüler und auch die Anhänger fremder Lehren

einfach als »die Methode«[1]) zu bezeichnen pflegten. Eine Richtung, welche, auf römischem Boden erwachsen, mit römischem Geiste getränkt, und auf römische Bedürfnisse zugeschnitten, während des ganzen Bestandes des römischen Reiches bei weitem die einflußreichste aller medizinischen Systeme gewesen ist und mehr Anhänger gezählt hat, als sämtliche sonstigen ärztlichen Sekten.

Das Gerüst der Methodikerlehre des Themison hat uns in äußerst knapper und dabei klarer Weise Celsus in der Vorrede[2]) zu seinem Werke überliefert. Nach ihm lehrt Themison: »die Kenntnis irgendeiner Ursache habe keinerlei Beziehungen zu den Behandlungsarten; es genüge gewisse allgemeine Erscheinungen der Krankheiten ins Auge zu fassen. Von diesen gebe es nun drei Arten: die einen seien der Zustand der Zusammengezogenheit, der zweite der Zustand der Erschlaffung und der dritte der gemischte Zustand. Denn bald schieden die Kranken zu wenig aus, bald zu viel; bald an einem Körperteile zu wenig, an einem andren aber zu viel. Diese Arten der Krankheiten aber verliefen bald akut, bald chronisch; bald befänden sie sich im Stadium der Zunahme, bald des Stillstandes, bald der Abnahme. Habe man also erkannt, welcher von diesen Zuständen vorhanden sei, so müsse man, wenn der Körper sich im Zustande der Zusammenziehung befände, die Zerteilung anregen; wenn er an übermäßigem »Fluß« litte, müsse man zusammenziehend wirken. Wenn das Leiden in einem gemischten Zustand bestehe, so müsse man zunächst dem heftigeren Übel entgegenwirken. Außerdem müsse man auf andre Weise akute Krankheiten behandeln, auf andre veraltete, auf andre Weise im Stadium der Zunahme, auf andre im Stadium des Stillstandes, auf andre, wenn bereits die Neigung zur Heilung besteht. In der Beobachtung dieser Dinge bestehe die Medizin«.

Nach diesen programmatischen Sätzen stellen sich die Hauptpunkte der Lehren Themisons folgendermaßen dar:

1. die Kenntnis der Krankheitsursachen[3]) ist für die praktische Krankenbehandlung ohne jede Bedeutung.

---

[1]) μεϑοδός == der einfache Weg (zur Krankenbehandlung).

[2]) Vgl. Celsus. prooem. (Dar. S. 9 f.).

[3]) Gemeint sind die sog. »dunklen Ursachen« (bei Celsus prooem: »obscurae causae« im Gegensatz zu den »evidentes causae«) vgl. weiter unten.

In der Tat findet sich nirgends in einem der erhaltenen Bruchstücke Themisons eine Behandlungsmethode, welche irgendwelche
Rücksicht auf die Ätiologie der Krankheit nähme. Damit ist
freilich nicht gesagt, daß die Frage nach der Ursache der Krankheiten von ihm überhaupt nicht gestellt wurde. Vielmehr gibt
er beispielsweise eine ätiologische Erklärung des Kopfschmerzes[1]),
den er auf die aus den unteren Körperteilen zum Kopfe als dem
höchsten Teile aufsteigenden »Dünste« zurückführt. Doch hat
diese Vorstellung für ihn lediglich theoretisches Interesse, und er
betont gelegentlich[2]) ausdrücklich, das »man nicht über solche
Fragen streiten solle, aus denen man eine Unterlage für die Behandlung nicht entnehmen könne«. Im übrigen aber schließt
Themison sich unverkennbar in seinen theoretischen Anschauungen an seinen Lehrer Asklepiades an; denn auch bei ihm
spielen die »Körperchen, welche durch ihre Stockung eine Verstopfung der Poren herbeiführen« noch eine Rolle[3]). Doch bleibt
er bei dieser Erklärung nicht stehen, baut sie vielmehr auf Grund
eines bis dahin ganz neuen Gedankens weiter aus. Dieser Gedanke aber ist in dem zweiten seiner Grundsätze ausgedrückt.

2. Als Grundlage für die Krankenbehandlung genügt
die Beobachtung gewisser »allgemeiner sichtbarer Krankheitserscheinungen«[4]). D. h. unter vollkommenem Verzicht
auf die Erforschung der dem Arzte doch für immer dunkel bleiben-
den Erscheinungen, welche das Wesen der einzelnen Erkrankungsformen bedingen, sucht er vielmehr, — gestützt auf die ver-
meintliche Beobachtung, daß allen den verschiedenen Krankheiten
mit ihren mannigfaltigen Symptomen gewisse allgemeine Grundformen des Krankseins zugrunde lägen — ein für die
praktische Krankenbehandlung brauchbares Grundschema zu gewinnen.

Es gibt nach Themison zwei »Grundformen der Krank-

---

[1]) Vgl. Cael. Aurel. chron. morb. I, Kap. 1, § 33.

[2]) Bei einer Erörterung über das Wesen der Apoplexie und der Paralyse (vgl.
Cael. Aurel. acut. morb. III, Kap. 5, § 56).

[3]) Vgl. Cael. Aurel. ibid. II, Kap. 9, § 52.

[4]) »quaedam communia morborum« bei Celsus prooem (Dar. S. 9). Galen
spricht in seiner Schrift »θεραπευτική μέθοδος« (X, S. 35) von den »φαινομένας
κοινότητας« (vgl. Ps. Galen XIV, S. 689: »θεωρία ἐπὶ τῶν φαινομένων«).

heiten« (γενικά πάθη)[1]); die eine ist der »Zustand der Zusammengezogenheit« (»status strictus«), d. h. ein Zustand, bei welchem
die Körpergewebe sich in einer abnorm vermehrten Spannung be-
finden; die andere ist gerade umgekehrt der »Zustand der Erschlaffung« (»status laxus s. fluens«), d. h. ein Zustand abnorm
verminderter Gewebsspannung. Die Erkenntnis aber, daß gleichzeitig an einem Körperteile der erstere, an einem andren der zweite
der beiden Zustände bestehen könne, nötigten ihn, als dritte Form
den »gemischten Zustand« (status mixtus) hinzuzunehmen.

Diese Zustände nun erkennt Themison an ganz bestimmten
äußeren Zeichen. So deuten ihm folgende Zeichen auf »Status
strictus«: »Dichtmachung des ganzen Körpers (d. i. der Poren)«
πεπυκνῶσθαι τὸ σῶμα πᾶν), »Anhaltung der Ausscheidungen«
(ἐπισχέσθαι αὐτοῦ [τοῦ σώματος] τὴν διάρροιαν), »Behinderung seiner
sämtlichen sichtbaren Absonderungen (πᾶσαν φαινομένην ἔκκρισιν
παραποδίζεσθαι)[2]), dann weiter im einzelnen »mangelhafte Diapho-
rese des Körpers« (δυσδιαφόρητα εἶναι τὰ σώματα)[3]), heftiges Fieber,
pulsus submersus[4]) und ähnliches mehr. Umgekehrt liegt ein
»Status laxus« vor bei »Auflockerung der ganzen Körperoberfläche«
τὴν ἐπιφάνειαν τοῦ σώματος ἀραιῶδες), bei »Vermehrung aller sichtbaren Absonderungen (τὰς αἰσθητὰς ἐκκρίσεις ἐπιτετάσθαι)[5]). Dies
sind in kurzen Strichen die Grundlagen der von Themison ge-
schaffenen »Lehre von den Kommunitäten« (communitates-κοινότητες).

3. Neben der soeben dargestellten Grundeinteilung der Krankheiten besteht bei Themison aber noch eine zweite fundamentale
Scheidung. Sie betrifft die Art des Verlaufs der Krankheit. Eine
Aussonderung der sogenannten akuten Krankheiten aus der Reihe
aller übrigen fand sich ja schon in der Hippokratischen Medizin.
Dagegen ist eine grundsätzliche und besondere Abhandlung der chronischen Leiden — nach dem Bericht des Caelius
Aurelianus[6]) zum ersten Male von dem Begründer der Methodikerlehre geschrieben worden. Diese Tatsache ist nicht ohne

---

[1]) Vgl. Galen. XIV, S. 680.
[2]) Vgl. Ps. Galen. l. c.
[3]) Vgl. Galen. I, 176.
[4]) Vgl. Cael. Aurel. I, Kap. 1, § 28.
[5]) Vgl. Ps. Galen. l. c.
[6]) Vgl. Cael. Aurel. chron. morb. Praef.

Zusammenhang mit seinen sonstigen Grundanschauungen. Denn wenn wir aus den Verhältnissen bei späteren Anhängern des Themison schließen dürfen, so wies er die Mehrzahl der akuten Krankheiten dem »Status strictus«, die meisten chronischen Leiden dagegen dem »Status laxus« zu und erweiterte somit sein Grundschema.

4. Ein weiterer wichtiger Punkt in der Krankheitslehre des Themison ist die Beobachtung der Krankheitsstadien. Er verlangt eine scharfe Scheidung zwischen drei Abschnitten im Krankheitsverlauf, die er als Stadium der Zunahme (increscere), des Stillstandes (consistere) und der Abnahme (minui) bezeichnet[1]. Diese Einteilung lehnt sich natürlich unverkennbar an die hippokratische Scheidung der »Apepsia«, »Pepsis« und »Krisis« an, jedoch nicht ohne eine wesentliche Verschiebung der drei Einzelstadien sowohl nach ihrem zeitlichen Verhältnis wie auch nach ihrer Bedeutung im Rahmen der gesamten Krankheitslehre. Das Stadium der »Apepsia«, der »Roheit« (der Säfte), d. h. jener von den Hippokratikern angenommene Zustand, in dem durch irgendwelche Einwirkung die normale Beschaffenheit der Säfte krankhaft verändert ist, — dieses erste Stadium des Krankseins wird von Themison überhaupt außer Beachtung gelassen. Der Grund liegt darin, daß er ganz folgerichtig entsprechend seiner prinzipiellen Ablehnung jeder Frage nach den »dunklen Ursachen« der Krankheit derartige hypothetische inneren Vorgänge gänzlich unberücksichtigt läßt. Für Themison beginnt eben die Krankheit erst mit dem Indieerscheinungtreten äußerlich sichtbarer Krankheitszeichen. So kommt es, daß dem zweiten Stadium der Hippokratiker (der »Pepsis«) bei Themison das erste der »Zunahme« entspricht. Dann aber stellt letzterer ein besonderes Stadium des Stillstandes auf. Und, während bei den Hippokratikern Stillstand, Höhepunkt und Abfall unter dem einen Begriff der Krisis zusammengefaßt werden, läßt Themison noch ein besonderes Stadium der Abnahme nachfolgen. Auch diese Verschiedenheit ist eine Folge des verschiedenen Grundstandpunktes: für den Hippokratiker ist das eigentliche Krankheitsbild mit dem Augenblick

---

[1]) Ein typisches Beispiel für die Art dieser schematischen Einteilung findet sich bei Cael. Aurel. chron. III, Kap. 8, § 100. Es betrifft den Hydrops, und rührt zwar nicht von Themison selbst, sondern von seinem Anhänger Proculus her.

beendet, wo durch die dem Körper innewohnende natürliche
Kraft (φύσις) die krankmachende Schädigung überwunden wird.
Und das ist mit dem Eintreten der »Krisis« der Fall. Für
Themison dagegen beginnt erst mit dem Wirksamwerden der
ärztlichen Eingriffe das Ende der Krankheit. Und dieses Wirksamwerden wird äußerlich sichtbar an der Abnahme (der Krankheitszeichen).

5. Die Behandlungsgrundsätze entwickeln sich bei Themison nun als ganz selbstverständliche Folgerungen aus den soeben
wiedergegebenen Anschauungen. Der oberste Grundsatz besteht
in der Beachtung der im einzelnen Krankheitsfalle vorliegenden
»Kommunität«. Deuten die äußeren Erscheinungen (etwa Schweiße,
Durchfall, übermäßige Harnsekretion, allgemeine Erschlaffung des
Körpers u. ä. m.) auf das Vorliegen eines »Status laxus« hin, so
ergibt sich daraus als Aufgabe des Arztes, Mittel anzuwenden,
welche der angenommenen Schlaffheit der Gewebe entgegenwirken.
Die umgekehrte Behandlung ist dagegen angezeigt, wenn
aus den äußeren Symptomen (etwa Verstopfung, Krämpfe, Be-
nommenheit, verhaltene Urinabsonderung, allgemeine Spannung
des Körpers) ersichtlich ist, daß »Status strictus« vorliegt. In diesem
Falle handelt es sich nach Themison vor allem darum, die erhöhte Spannnng durch »erschlaffende Mittel« auszugleichen[1]), sei
es durch unmittelbare Anwendung in dieser Art wirkender Mittel
oder durch »Ableitung« nach andren Körperteilen hin[2]). Bei Status
mixtus richtet sich die Therapie gegen die vorherrschende Kommunität.
Sind nun auch die einzelnen Mittel, welche Themison verwendet, durchaus diejenigen seines Lehrers Asklepiades, so zeigt
doch die Art ihrer Anwendung und die Erklärung ihrer Wirkungs-
weise bei ihm manche Abweichung von diesem. Bei dem letzteren
ist die Verbindung zwischen den therapeutischen Grundsätzen und
der Krankheitstheorie eine ganz lockere. Man kann sich seine
ganze Behandlungsmethodik sehr wohl als lediglich aus der praktischen Erfahrung hergeleitet und von seinen atomistischen Anschauungen losgelöst vorstellen. Bei Themison dagegen entspringt die Therapie — wenigstens in ihren Leitsätzen — erst
unmittelbar aus der Kommunitätenlehre und ist ohne die letztere

---

[1]) »διαχαλᾶν« nennt dies Mnaseas (vgl. Soranus Ed. Rose S. 192).
[2]) Vgl. Cael. Aurel. ac. II, Kap. 9, § 46; chron. morb. I, Kap. 1, § 48 usw.

zu einem erheblichen Teil ganz unverständlich. Das gilt namentlich für die für ihn bezeichnende Verbindung der einzelnen
Mittel und Behandlungsmaßnahmen zu bestimmten, nach fest um-
zeichneten Schemen gebildeten »Kuren«.

Das Schematische dieser Kuren liegt einmal in einer stark
zahlenmäßigen Einteilung der Gesamtbehandlung in einzelne Ab-
schnitte. Diese decken sich aber nicht etwa mit den von ihm
aufgestellten »Krankheitsstadien«; die letzteren haben ihm vielmehr
als Einteilungsprinzip offenbar nicht genügt. Daher teilte er die
Behandlung weiter in Dreitagfristen (sog. Diatritos), welche manchmal die Grundeinteilung der »Stadien« unterbrochen zu haben
scheinen[1]). Ebenso schematisch war offenbar seine Trennung bei
der Behandlung akuter und chronischer Leiden. Es bedeutete ja
freilich einen entschiedenen Fortschritt, daß Themison nicht mehr
wie die Ärzte vor ihm einfach die chronischen Krankheiten als
Folgen der akuten auffaßte und dementsprechend in der gleichen
Weise behandelte. Daß er vielmehr — wie Caelius Aurelianus[2])
sich ausdrückt — die Behandlung der chronischen Krankheiten
prinzipiell ordnete«[3]). Andrerseits aber ist er dabei nicht ganz
dem Fehler entgangen, eine Schablone zu schaffen, welche eine
Berücksichtigung der Besonderheiten bei den einzelnen chronischen
Leiden kaum mehr zuließ[4]). Denn gerade bei den langsam ver-
laufenden Krankheiten spielte nach seiner Anschauung die »Kommunität«, und zwar der »Status laxus« eine so überwiegende Rolle,
daß die ganze Behandlung sich fast ausschließlich gegen diesen allgemeinen Zustand richtete, und nur wenig Raum für besondere
Maßnahmen übrig blieb.

Diese unverkennbaren Schattenseiten in den Lehren Themisons
entsprangen aus der schematisch-formalistischen Tendenz, welche
seiner »Methode« zugrunde lag. Sie sollte in erster Linie den
praktischen Bedürfnissen der damaligen römischen Ärzte nach-

---

[1]) Dies wirft ihm Cael. Aurel. wiederholt vor (z. B. acut. morb. I, Kap. 16,
§ 157 f., 165., chron. morb. II, Kap. I, § 58). Vgl. auch Celsus III, Kap. 4 (Dar. S. 79).

[2]) Vgl. Cael. Aurel. chron. morb. praefat.

[3]) So hat er auch z. B. die Therapie der Kachexie und der Elephantiasis zum
ersten Male grundsätzlich geordnet (Cael. Aurel. chron. morb. III, § 80; IV, § 4).

[4]) Man vergleiche z. B. seine Behandlung der Phthisis, des Asthma, der Dysen-
terie usw. (bei Cael. Aurel. chron. morb. II, Kap. 14, § 215; III, Kap. I, § 12;
IV, K. 6, § 90).

kommen, sie sollte ein einfacher Weg sein, der ihnen für die Erlernung und für die Ausübung ihres Berufs eine ähnlich klare
Grundlage gab, wie sie die Juristen in den straffen Sätzen des
römischen Rechts besaßen. Und so ist bei Themison diese Anpassung der Medizin an die römischen Verhältnisse, die bei Asklepiades bereits eingeleitet war, noch weit stärker ausgeprägt.
Bei dem Lehrer bedeutete sie noch ein mehr äußerliches Kompromiß zwischen dem wissenschaftlichen Streben der griechischen
Medizin und den praktischen Erfordernissen des römischen Volkes.
Des Asklepiades Heilkunst blieb griechische Medizin auf
römischem Boden. Bei Themison dagegen hat die Anpassung
zu einer ganz neuen Lösung der Grundfragen der Medizin geführt. Sein Lehrsystem ist in einem solchen Maße auf die
Römer zugeschnitten, es ist römischer Wesensart so unmittelbar
verwandt, daß man getrost von römischer Medizin sprechen
kann[1]).

Das gilt auch von dem in der ersten Hälfte des ersten Jahres
entstandenen Werke des Römers Cornelius Celsus[2]). Die Stellung

---

[1]) Es ist ein ganz müßiger Streit, ob man berechtigt ist, von einer »römischen
Medizin« zu sprechen. Gibt es eine römische Kultur — und nur eine ganz einseitige
Einstellung kann dies leugnen — so gibt es auch eine römische Medizin. Ebenso wie
sich das Recht trotz seiner Abhängigkeit von älteren Rechten doch in einer durchaus
eigenartigen, durch allerlei nationale und historische Momente bedingten Weise entwickelt
hat, ebenso auch die Heilkunst.

[2]) Das Problem des Celsus hat vor kurzem Wellmann in einer gründlichen
Quellenuntersuchung (A. Cornelius Celsus. 23. Heft der »Philologischen Untersuchungen«.
Berlin. 1913) behandelt. Seine Schlußfolgerungen, daß Celsus nur einen Quellen-
schriftsteller, und zwar wahrscheinlich den Cassius benutzt habe, daß also sein Werk
lediglich eine lateinische Übertragung einer griechischen Vorlage sei, sind nicht über-
zeugend. Namentlich ist die Voraussetzung W.s, daß ein Laie wie Celsus gar nicht
ein solches Werk habe schreiben können, durchaus nicht richtig. W. berücksichtigt
bei dieser Frage viel zu wenig die äußeren Verhältnisse der römischen Medizin. Außerdem ist noch folgendes zu bedenken: hätte wirklich ein griechischer Arzt Cassius das
Original des Werkes geschrieben, so würde es bei seinem wissenschaftlichen Werte
sicher von einem der späteren Ärzte, namentlich Galen, zitiert worden sein. Sodann
aber ist kaum anzunehmen, daß Celsus das Werk eines noch lebenden oder doch erst
kurz vorher verstorbenen Autors einfach übersetzt hat, ohne diese Tatsache irgendwie
anzudeuten. Auch der Annahme von Marx (in seiner schönen Neuausgabe des Celsus,
Teubner 1915), daß das Werk des Celsus nur eine lateinische Übertragung der griechischen Vorlage des T. Aufidius Siculus sei, kann ich nicht beipflichten.

dieses Werkes in der antiken Medizinliteratur ist nur dann richtig zu erfassen, wenn man sich über die Bedingungen klar ist, unter denen es entstanden ist. Daß Celsus selbst nicht Arzt von Beruf gewesen ist, darf man heute als feststehend betrachten. Wenn er trotzdem in der Lage war, ein Werk zu schreiben, dessen Abfassung einem Arzte seiner Zeit alle Ehre gemacht hätte, so bedurfte es dazu besonderer Voraussetzungen. Diese waren aber in folgendem gegeben: neben den Ärzten, welche ihren Beruf als freies Gewerbe ausübten, blieb auch im kaiserlichen Rom die alte Einrichtung des »Arztsklaven« noch lange erhalten. Namentlich auf den großen Landgütern, deren Besitzer sich teilweise nach Hunderten zählende Sklavenscharen hielten, mußte der »medicus servus« wohl in der Regel den freien Berufsarzt ersetzen. Hier hatte er dann nicht nur seine Mitsklaven und deren Angehörige ärztlich zu versorgen, sondern sehr häufig auch seinen Herrn und dessen Familie. Hier war es auch, wo zuerst — abgesehen von den Militärlazaretten — größere Krankenhäuser, sog. Valetudinarien gegründet wurden [1]). Und diese Valetudinarien wiederum gaben dem Besitzer, der zwar Laie, aber in der medizinischen Literatur bewandert und für ärztliche Dinge interessiert war, reichliche Gelegenheit, seinem theoretischen Wissen praktische Kenntnisse hinzuzufügen. Unter solchen Bedingungen muß man sich das Werk des Celsus entstanden denken. Und deshalb war es auch nicht (wie meist noch angenommen wird), für jeden Laien schlechthin geschrieben: denn ein solcher hätte ohne einige medizinische Vorkenntnisse überhaupt einen großen Teil des Werkes gar nicht verstehen, jedenfalls aber nicht praktisch verwenden können. Für einfache Laien hätte auch das häufige Eingehen auf allerlei Einzelheiten, beispielsweise die detaillierten Schilderungen einzelner chirurgischer Eingriffe, das Beschreiben mehrer Operationsmethoden bei der gleichen Krankheit und vieles derartige, gar keinen Sinn gehabt. Das Werk war ganz offensichtlich überhaupt nicht zum bloßen Lesen für jeden gebildeten Laien bestimmt, es muß vielmehr nach des Verfassers Absicht einen praktischen Zweck gehabt haben; und dieser Zweck war der: Laien, die in ähnlicher Lage waren, wie der Autor selbst, also Leuten, welche ebenfalls die Möglichkeit hatten, das Gelesene

---

[1]) Vgl. hierzu Theod. Meyer-Steineg. Krankenanstalten im Altertum. Diese Sammlung Nr. 5. 1912.

in der Wirklichkeit zu beobachten und vielleicht auch praktisch zu verwenden, eine brauchbare Unterlage zu geben[1]). Womit nicht gesagt ist, daß nicht auch dem Arzte das Buch von Nutzen sein konnte.

Was nun die medizinischen Lehren des Celsus betrifft, so weisen sie mit denen Themisons mancherlei Wesensverwandtschaft auf. So sehr auch Celsus die »Methode« bekämpft, so deutlich steht er doch unter ihrem Einfluß: nicht nur daß er gerade die wichtigsten und charakteristischsten Behandlungsweisen von den Methodikern übernimmt, sondern auch seine theoretischen Grundanschauungen stehen in einer wesentlichen Hinsicht denen Themisons sehr nahe; ebenso wie bei diesem halten sie die Mitte zwischen reiner Empirie und ausgesprochnem Dogmatismus. Genau wie die Methodiker stellt Celsus seine ganzen Lehren vor allem auf den praktischen Endzweck der Krankenbehandlung ein.

Weit stärker aber noch als bei Themison und seinen unmittelbaren Schülern treten die grundsätzlichen Übereinstimmungen mit Celsus bei späteren Anhängern der methodischen Schule hervor. Ja, es ist beinahe, als ob diese geradezu im Sinne und auf Anregung des Celsus sich weiter entwickelt hätten. Zum mindesten hat Celsus, der Laie — wie es scheint — den Bedürfnissen Ausdruck verliehen, welche die römischen Ärzte seinerzeit empfanden, und die späteren Methodiker haben auf diesen Bedürfnissen ihre Lehren aufgebaut. Wie Celsus es fordert[2]), ist bei ihnen die Heilkunde zwar nicht frei von Theorie, aber sie zieht ihre Schlüsse nur aus den offenbaren Ursachen, während alle dunklen Ursachen — wenn auch nicht von dem Nachdenken des Heilkundigen — so doch von der Heilkunst selbst ausgeschlossen sind.« Aber noch mehr: auch die Mängel, welche Celsus der Methodikerlehre vorwirft — ihre schematische Beschränkung der Krankheitstheorie auf die »allgemeinen Erscheinungen« — und seine daran geknüpfte Forderung, daß die Frage nach dem »Allgemeinen« durch diejenige nach dem »Besonderen« ergänzt werden müsse, — alles dies

---

[1]) Diese Annahme erklärt auch am besten, warum das Buch in der folgenden medizinischen Literatur keine Rolle spielt; es war das Werk eines Laien für Laien.

[2]) Vgl. Celsus. prooem. (Dar. S. 12 f.)

findet in den Lehren der späteren Methodiker Berücksichtigung. Freilich nicht, ohne daß eine starke Umbildung ihrer Lehren stattgefunden hätte.

Einen wesentlichen Anteil aber an dieser Umbildung und Weiterentwicklung hatte der dritte der eingangs genannten Ärzte, Thessalos von Tralles.

III. Thessalos von Tralles[1].

Es lag im Wesen der methodischen Schule, daß die Entwicklung ihrer Lehren nach zwei Richtungen hin vor sich gehen konnte: indem entweder die theoretische Grundlage weiter ausgebaut oder indem ihre praktische Anwendbarkeit erweitert wurde. Beide Wege sind in der Tat auch von Themisons Schülern und Anhängern eingeschlagen worden[2]): der eine führte näher zu den Dogmatikern hin[3]), der andere zu den Empirikern. Thessalos, der unter Nero nach Rom kam, gehörte zu denen, die den letzteren Weg wählten, und darf wohl als der Führer auf dieser Bahn bezeichnet werden.

Seine hauptsächlichste Leistung bestand darin, daß er die Lehren, welche Themison theoretisch begründet hatte, weiter praktisch ausbaute[4]). Die Lehre von den »Kommunitäten« bildet zwar auch bei Thessalos den Ausgangspunkt und die Grundlage; aber sie hat bei ihm eine veränderte Form und Bedeutung angenommen. Die Kommunität ist bei ihm nicht ein-

---

[1]) Diesem bisher gänzlich verkannten und in seiner Bedeutung für die Entwicklung der römischen Medizin und im besonderen die Methodikerlehre unterschätzten Arzte habe ich (im Archiv für Gesch. d. Medizin. 1910/11. S. 89—118) eine besondere Studie gewidmet, deren Ergebnissen ich mich in den folgenden Ausführungen anschließe.

[2]) Das bezeugt u. a. Galen (X, 53 ff.); Ps. Galen (XIV, 684).

[3]) So beispielsweise, wenn Mnaseas (bei Soranus, Ed. Rose, S. 192) die Kommunitätenlehre auch auf die physiologischen ($\kappa\alpha\tau\grave{\alpha}$ $\varphi\acute{v}\sigma\iota\nu$) Verhältnisse anwendet und von einer »$\varphi\acute{v}\sigma\iota\varsigma$ $\sigma\tau\epsilon\gamma\nu\sigma\tau\acute{\epsilon}\varrho\eta$« und einer »$\varphi$. $\dot{\varrho}\sigma\omega\delta\epsilon\sigma\tau\acute{\epsilon}\varrho\eta$« spricht (Anklang an die Temperamentenlehre der Humoralpathologie!!). Die Anschauungen des von Diels herausgegebenen Anonymus Londinensis dagegen als die eines Anhängers der methodischen Schule zu bezeichnen, — wie dies Wellmann (a. a. O. S. 686 Anm.) tut, geht keinesfalls an. Sie sind zwar mit denen des Asklepiades in vielerlei Hinsicht verwandt, haben aber mit der Methodikerlehre nicht das geringste zu tun.

[4]) Das berichtet Galen wiederholt, z. B. I, 81 f.

fach mehr ein formalistisches Schema, in das alle die mannigfaltigen Symptome der verschiedenen Krankheiten mit mehr oder
weniger Gewalt hineingezwängt werden; ein Schema, das für die
Beachtung und Würdigung einer ganzen Reihe besonderer Symptome überhaupt keinen Platz hat[1]). Vielmehr haben die Begriffe
des »Status laxus«, »St. strictus« und «St. mixtus« bei Thessalos
vollkommen die Bedeutung von sog. Hauptindikationen angenommen. D. h. er versteht darunter gewisse, bei den verschiedensten Krankheitsformen vorkommende, diesen
also gemeinsame Symptome, aus denen sich gewisse, für
sämtliche Leiden allgemeingültige Behandlungsnormen ab-
leiten lassen, mit deren Aufstellung eine Grundlage für
jede Einzelbehandlung gewonnen wird, ohne jedoch diese
damit vollkommen zu erschöpfen. Es ist also aus der The-
misonschen »κοινότης« bei Thessalos die »τῶν κοινοτήτων ἔνδειξις«,
d. h. eine »allgemeine Indikation« geworden[2]).

Um die Gewinnung solcher »Hauptindikationen« war es ihm
namentlich bei denjenigen Krankheiten zu tun, die er vorwiegend
mit diätetischen Verordnungen behandelte und deshalb unter dem
Namen der »κατὰ δίαιταν νοσήματα«[3]) bezeichnete — im Gegensatz
zu den »κατὰ χειρουργίαν τε καὶ φαρμακίαν νοσήματα«[4]). Die Richtschnur bei der Aufstellung dieser Hauptindikationen bildeten dabei
für Thessalos die durch die Kommunitätenlehre gegebenen Grundsätze, nach denen vor allem das Gemeinsame in dem Verhalten
der Körperausscheidungen und Absonderungen sowie der sonstigen
oben[5]) angeführten Symptome in Betracht gezogen wurde. Nach
diesen, den verschiedensten Krankheiten gemeinsamen Zeichen
stellte er dann im einzelnen Falle zunächst die Normen für die
Grundbehandlung auf. Dabei verfuhr er nach dem Prinzip «contraria contrariis«, indem er den vorherrschenden Zustand durch
entgegengesetzt wirkende Mittel bekämpfte[6]).

---

[1]) Was ja gerade Celsus als einen Hauptmangel der »Methode« rügt.
[2]) Vgl. Ps. Galen. XIV, S. 683. »ἀπὸ τῆς τῶν παθῶν ἐνδείξεως ὁρμᾶτει« berichtet Galen X, S. 351; d. h.: »er geht aus von der Indikation der Krankheiten«.
[3]) Vgl. Galen I, 80; X, 20, 26, 124 usw.
[4]) Vgl. Galen I, 83.
[5]) Vgl. oben S. 22 ff.
[6]) Vgl. Ps. Galen XIV, 680 u. ö. Cael. Aurel. chr. II, Kap. 12, § 171 f.

Während nun bei dem Begründer der Schule und seinen Nachfolgern mit der Aufstellung der drei »Kommunitäten« die ganze theoretische Grundlage gegeben war, und die daraus gewonnenen therapeutischen Prinzipien den gesamten Inhalt ihrer Heilmethodik ausmachten, dienen dem Thessalos seine »Hauptindikationen« nur als die Basis, auf der er weitere besondere »Heilanzeigen« anbaut. Gerade in der Gewinnung dieser weiteren Indikationen zeigt sich der Fortschritt der Anschauungen des Thessalos gegenüber denen seines Vorgängers Themison. Die wichtigste davon beruhte auf der scharfen Trennung der akuten und chronischen Krankheiten, die ja zwar der letztere bereits durchgeführt hatte, ohne daraus jedoch andere Unterlagen für die Behandlung der chronischen Leiden gewonnen zu haben, als sie ihm die Kommuitätenlehre sowieso an die Hand gab[1]). Thessalos Auffassung des Wesens der chronischen Leiden bedeutet nun etwas ganz Neues insofern, als er — neben der Besonderheit des äußeren Verlaufes und der Zuweisung zum »Status laxus« — sein Hauptaugenmerk auf die bei diesen Krankheiten stets auftretende hochgradige Veränderung der ganzen Körpergewebe[2]) richtet. Dieser Auffassung entsprach dann eine ganz neue Indikation, welche für alle chronischen Krankheiten allgemeine Gültigkeit hatte: sie bestand in der Aufgabe, die krankhafte Veränderung der Körpergewebe »umzustimmen«; und die Behandlungsmethode, deren Thessalos sich zu diesem Zwecke bediente, wurde deshalb von ihm als »metasynkritisch« (μετασύγκρισις) bezeichnet[3]).

Wenn nun Thessalos hiermit auch keineswegs vollkommen neue Gedanken aussprach — Andeutungen dieses Verfahrens finden sich bereits in den Hippokratischen Schriften —, so hat er doch sicherlich als erster auf dem angegebenen Grundsatze eine systematische Behandlung der chronischen Krankheiten aufgebaut. Sogar Galen, der sonst, wo er nur irgend Gelegenheit dazu findet, den Thessalos und seine Lehren herabzusetzen sucht, muß zugeben, daß sie in dieser Hinsicht einen entschiedenen Fortschritt bedeuten[4]).

---

[1]) Vgl. oben S. 25 f.

[2]) Vgl. Galen X, 268.

[3]) Das Körpergewebe nennt er — wohl im Anschluß an Asklepiades »ἡ σύγκρισις«. Vgl. meine Ausführungen in der oben zitierten Arbeit über Thessalos (S. 102).

[4]) Vgl. Galen. X, 268 ff.

Betrachtete Thessalos es also als die wichtigste Aufgabe bei der Behandlung chronischer Leiden, »das ganze Verhalten des Körpergewebes - vollkommen umzuwandeln« [1]), so suchte er dies dadurch zu erreichen, daß er gleichsam den ganzen Stoffwechsel heftig aufrüttelte. Die von ihm hierfür angegebene »metasynkritische Kur« (cyclus metasyncriticus) bestand aus folgenden Verordnungen: Da sehr häufig der Kranke durch die lange Dauer des Leidens bereits so viel von seinen Kräften eingebüßt hatte, daß eingreifende Maßnahmen den Zustand unter Umständen nur hätten verschlimmern können, so wurde ihnen zunächst ein sog. »circulus resumptivus«, also eine Art Kräftigungskur, vorausgeschickt. Diese bestand im wesentlichen in einer allmählichen Steigerung der Nahrungsaufnahme von wenig ganz leichten bis zu reichlicheren und nahrhafteren Speisen, genau abgemessenen Körperübungen, Massage und ähnlichem mehr [2]).

Erst bei Vorhandensein hinreichender Körperkräfte ging dann Thessalos zu der eigentlichen »umstimmenden Kur« über, die zwar nach gewissen feststehenden Regeln vorgenommen, aber stets dem einzelnen Falle angepaßt wurde. Der leitende Gedanke war dabei der, daß er auf der einen Seite durch Abwechslung zwischen bestimmten genau vorgeschriebenen Diäten und namentlich durch weitgehende Beschränkung der Nahrungsaufnahme, sowie durch wiederholtes Erbrechen den ganzen Körper für eine Zeitlang möglichst entleerte und sodann durch scharfe Mittel verschiedener Art eine heftige Reaktion hervorzurufen suchte. Dabei kamen äußere und innere diätetische und arzneiliche Mittel in gleicher Weise zur Anwendung und wurden in ihrer Wirkung durch Körperübungen, Bäder, Luftveränderung u. a. m. unterstützt.

Diese allgemeinen Verordnungen machen nun aber bei Thessalos durchaus noch nicht die ganze Behandlung der chronischen Krankheiten aus, sie entsprangen vielmehr nur der einen, diesen Leiden gemeinsamen Indikation. Sobald es sich um chronische Krankheitsprozesse mehr örtlicher Natur handelte, bei denen von einer »Veränderung der gesamten Körpergewebe« nicht die Rede sein konnte, begnügte er sich nicht mit der allgemeinen Umstimmung, sondern suchte neue, besondere Indikationen zu gewinnen.

---

[1]) τὸν τρόπον τῆς πορποιίας ὅλον ὑπαλλάττεσθαι vgl. Galen l. c.
[2]) Vgl. meine oben zitierte Arbeit S. 104 f.

Solche schuf er beispielsweise für die verschiedenen chirurgischen Leiden, und zwar, deren Mannigfaltigkeit entsprechend, nicht in der Form einer allen diesen Krankheiten »gemeinsamen Indikation«, sondern in der Form einer Anzahl spezieller »chirurgischer Indikationen« (ἐν χειρουργίαις κοινότητες)[1]). Wenn Thessalos damit auch sein eigenes Grundprinzip durchbrach, so geschah dies aus der Erkenntnis heraus, daß sie für die Praxis zu eng und schematisch waren und unmöglich einer Ergänzung durch gewisse spezielle Indikationen entbehren konnten.

Derartige besondere Indikationen bestrafen beispielsweise alle die chirurgischen Leiden, bei deren Behandlung es sich um eine »Entfernung des Fremdartigen«, (κατὰ τὴν τοῦ ἀλλοτρίου ὑπεξαίρεσιν) handelte. Und zwar unterscheidet Thessalos zweierlei Arten von Fremdartigem: äußerliches und innerliches. Das erstere ergibt nur eine Indikation, nämlich die vollständige Entfernung (τὴν τελείαν ἐξαίρεσιν ἐνδείκνυται). Innerlich Fremdartiges kommt in dreierlei Form vor: entweder ist dem Körper fremd nach seinem Sitz (τῷ τόπῳ ἀλλότριον), wie Blutergüsse, Verrenkungen, Brüche usw.; in diesem Falle ist Beseitigung oder Zurückbringung an die richtige Stelle indiziert. Oder es ist fremd nach seiner Größe (τῷ μεγέθει ἀλλότριον) — wie Abszesse, Schwellungen, usw. Diese Leiden zeigen teils einen bloßen Einschnitt, teils völlige Beseitigung an. Oder schließlich handelt es sich um Fremdartiges infolge eines Defektes (τῇ ἐλλείψει ἀλλότριον) — wie bei Hasenscharte, Fisteln, Spalten, hohlen Geschwüren usw. Alle diese Krankheiten verlangen eine Ausfüllung des Defektes.

Allen diesen Indikationen aber ist das eine gemeinsam, daß sie von den ursprünglichen Kommunitäten — dem Status strictus, laxus und mixtus — in keiner Weise gedeckt werden. Dasselbe gilt auch von einer weiteren Indikation, welche — wie es scheint — ebenfalls zum ersten Male berücksichtigt wurde. Sie betrifft nicht die eigentliche Behandlung — ist also keine »κοινότης θεραπευτική«, wie man sie nannte; sondern sie entspringt dem Bedürfnis, auch bei solchen Krankheiten eingreifen zu können, bei denen die eigentlichen Krankheitserscheinungen noch nicht aufgetreten sind, bei denen es vielmehr darauf ankommt, dem Eintreten dieser Symptome vorzubeugen, weil, wenn sie einmal ausgebildet

---

[1]) Vgl. meine Arbeit über Thessalos. S. 106.

sind, jede Behandlung nutzlos oder doch weniger aussichtsvoll ist. Es handelt sich also um eine »prophylaktische Indikation« (τὸ λεγόμενον προφυλακτικὸν εἶδος). Als Beispiel dient die Vergiftung durch den Biß verschiedener Tiere oder das Eindringen schädlicher Substanzen in den Körper. Alle diese verschiedenen Fälle ergeben die gleiche Indikation, dem Eintritt der eigentlichen Vergiftungserscheinungen vorzubeugen, indem man — etwa durch Brech- und Abführmittel, die giftigen Substanzen aus dem Körper zu entfernen sucht[1]).

Wie Thessalos im einzelnen seine Lehren weiter ausgestaltet hat, das ist mangels genügender Unterlagen nicht festzustellen. Doch zeigen die vorstehenden Ausführungen deutlich das eine: er hat die stark theoretisch-hypothetische Kommunitätenlehre in äußerst geschickter Weise und mit einem ausgeprägten realen Sinn in eine praktische Indikationenlehre umgestaltet, welche dem Arzte klare und einfache Unterlagen für die Krankenbehandlung bot.

Dieser reale Sinn des Thessalos — den ihm noch später der seiner ganzen Anschauungsweise nach entgegengesetzte Galen immer wieder zum Vorwurf machte — zeigte sich noch in einer anderen Hinsicht: in seiner Umgestaltung des ärztlichen Unterrichts. Die ganze Auffassung, welche Thessalos von dem Wesen der Medizin hatte, namentlich aber seine Indikationenlehre, machte jede weitere theoretische Grundlage für die Heilkunde vollkommen entbehrlich. Wenn zur Krankheitsbehandlung nur die Kenntnis bestimmter allgemeiner und ziemlich engbegrenzter besonderer Krankheitszeichen und der entsprechenden, einigermaßen feststehenden therapeutischen Grundsätze erforderlich war, dann konnte man jedes Wissen von den normalen Lebenserscheinungen vollkommen entbehren. Das Studium der Anatomie und Physiologie, wie es von den alexandrinischen Ärzten als Vorbedingung der ärztlichen Ausbildung angesehen wurde, erschien damit gänzlich überflüssig. Dagegen mußte die sorgfältige Beobachtung der Krankheitszeichen und Sammlung von Erfahrungen über ihre Bedeutung in den Vordergrund treten.

Wenn also Thessalos — nach des Plinius[2]) Erzählung — sich anheischig machte, die Heilkunde in sechs Monaten zu lehren,

---

[1]) Vgl. zu den obigen Ausführungen meine Arbeit über Thessalos. S. 105 ff.
[2]) Vgl. Plin. nat. hist. XXIV, 5. Galen X, 4 ff.

so meinte er damit natürlich nur deren theoretische Unterlagen und bewies durch die Tat, daß er es mit der praktischen Ausbildung seiner Schüler durchaus ernst nahm. Denn, indem er diese regelmäßig mit zu seinen Patienten nahm — deren er in Rom recht zahlreiche gehabt haben muß —[1]), legte er das Schwergewicht des ärztlichen Unterrichts auf die Unterweisung am Krankenbette selbst. Und da im übrigen der medizinische Unterricht im damaligen Rom zur Hauptsache in theoretischen Vorträgen bestanden zu haben scheint, so ist der Einfluß des Thessalos auch in dieser Hinsicht ein durchaus fördernder gewesen. Das abfällige Urteil des Galen[2]) zeigt also nur, daß Thessalos die Bedürfnisse seiner Zeit weit besser erkannt hatte, als jener.

Jedenfalls ist der Einfluß, den er auf die Entwicklung der methodischen Schule ausgeübt hat, ein sehr bedeutender gewesen: und zwar nicht nur äußerlich, indem er eine große Schar von Schülern und Anhängern gehabt hat, welche blindlings seinen Lehren gefolgt zu sein scheinen[3]), sondern auch insofern, als manche seiner praktischen Leitsätze, namentlich die von ihm eingeführte Behandlung chronischer Leiden mit »metasynkritischem Verfahren« dauernd ein wichtiger Bestandteil der methodischen Schule geblieben sind. Diese Tatsache wurde dann auch nicht nur von seinen unmittelbaren Anhängern anerkannt, sondern mußte auch von manchen anderen späteren Ärzten zugegeben werden, welche sonst einen grundsätzlich anderen Standpunkt einnahmen[4]). Zu diesen gehört vor allem der bedeutendste Vertreter der ganzen methodischen Schule: Soranos von Ephesos.

[1]) Wie ebenfalls Plinius l. c. berichtet..

[2]) Vor allem in seiner Schrift »Θεραπευτικὴ μέθοδος (X, 5 f), dann in seiner Schrift gegen Julianus (XVIIIa, S. 269 ff.) u. ö.

[3]) Vgl. Galen X, 4 f.

[4]) Sogar Galen muß dies zugeben trotz seiner Verachtung für Thessalos (vgl. I, S. 176; X, 35, 268 u. ö.). Caelius Aurelianus (ac. morb. II. Kap. § 198) nennt ihn »unus e principibus nostris« und auch Soranus stimmt ihm häufiger bei (z. B. II, 4 S. 301; II, 88 S. 377).

IV. Soranos von Ephesos.

In diesem Arzte, der unter Trajan und Hadrian zu Rom wirkte und somit in Beziehungen zur römischen Medizin trat, verkörpert sich die entgegengesetzte Richtung der methodischen Schule, die, wie oben gesagt wurde, sich mehr der theoretisch-dogmatischen Auffassung näherte und, ohne das praktische Endziel der Heilkunde aus den Augen zu verlieren, doch in erster Linie ihre wissenschaftliche Ausgestaltung sich zur Aufgabe setzte[1]).

Wenn Caelius Aurelianus[2]) die Wirksamkeit des Soranos dahin charakterisiert, daß er »die Methode (d. h. die Methodiker-lehre) durch Regelung der Grundsätze wiederhergestellt«[3]) habe, so ist damit eine wesentliche Seite seiner Bedeutung innerhalb der Schule, der er zugehörte, angedeutet. Sie liegt — wie ich glaube — darin, daß er den Bestrebungen mancher Vertreter der methodischen Schule, die ursprünglich nur für die Pathologie aufgestellten Lehren von den Kommunitäten mit normal-physiologischen Vorstellungen zu verquicken[4]), einen Damm entgegengesetzt hat. Er hielt vielmehr mit großer Konsequenz diese beiden Dinge scharf auseinander. Obgleich er sich somit dem Ausgangspunkte der Schule wieder näherte, so wußte er dabei doch auch den wissenschaftlichen Forderungen der damaligen Medizin durchaus gerecht zu werden.

Diese höhere wissenschaftliche Auffassung der Medizin zeigt sich bei Soranos in zweierlei Hinsicht: während Thessalos und seine Anhänger die Kenntnis von der Struktur und den Funktionen des normalen Körpers nicht nur theoretisch a limine ablehnten,

---

[1]) Daher erkannte auch Galen trotz seiner prinzipiellen Gegnerschaft gegen die Methodiker den Soranos durchaus als einen Arzt von Bedeutung an.

[2]) Vgl. Cael. Aurel. ac. morb. II, Kap. 9, § 46.

[3]) So übersetzt man m. E. wohl sinngemäß die Worte: »qui normarum regulis methodum restituit«.

[4]) Vgl. oben S. 26 Anm 3. Vgl. Soranos I, 29 (S. 192).

sondern auch in der Praxis vollkommen vernachlässigten, so ist
Soranos zwar ebenfalls der Ansicht, daß »die Lehre vom gesunden
Körper mit Bezug auf das Endziel (der Medizin) ohne Nutzen sei«,
hält das Wissen davon aber doch für notwendig, da es »für die
Wissenschaft zur Zierde gereiche« [1]). Er verleugnet also trotz
seiner Zugehörigkeit zu einer, dieser Denkart ohne Verständnis
gegenüberstehenden Schule seine zu Alexandrien genossene anatomisch-physiologische Ausbildung durchaus nicht. Denn — so
sagt er mit einer mehr sophistischen als seiner innersten Überzeugung entsprechenden Begründung — »man wird unserer Behauptung, die Anatomie sei ohne Nutzen, leichter Glauben
schenken, wenn man uns vorher als derselben kundig befunden
hat, und wir werden nicht dem Argwohn Raum gewähren, als ob
wir wegen Unkenntnis etwas verwürfen, was sonst als gut und
nützlich anerkannt sei« [2]).

Dieses Bekenntnis entspricht unverkennbar der Zwicklage,
in der sich Soranos befand durch seinen Lehrgang und seine
wissenschaftliche Richtung einerseits, auf der anderen Seite durch
seine Zugehörigkeit zu der methodischen Schule, welche alles
nicht unmittelbar auf die praktische Berufsübung Bezügliche von
sich wies. Freilich erscheinen Soranos' anatomisch-physiologische
Kenntnisse — soweit wir darüber überhaupt urteilen können [3]) —
nicht vollkommen auf der Höhe, wie man sie von einem in Alexandrien
ausgebildeten Arzte erwarten könnte. Immerhin ist beispielsweise
die Beschreibung der weiblichen Sexualorgane nach ihrer Lage
zu den übrigen Körperteilen, ihrer Verbindung mit diesen, ihrer
Gestalt, ihren einzelnen Abschnitten, ihrer Ernährung durch Ar-
terien und Venen, ihrer Versorgung durch Nerven, ihrer Struktur
u. s. f. ganz anschaulich, wenn auch nicht immer nach unseren
Begriffen vollkommen richtig. Auch die physiologischen Bemerkungen — über Menstruation, Konzeption u. a. m. — sind, wenn

---

[1]) Vgl. Soranos περὶ γυναικείων Einleitung (Rose S. 172): »τὸ μὲν οὖν φυσικὸν
ἄχρηστον ὄντα πρὸς τὸ τέλος, φερέκοσμον δὲ πρὸς χρηστομάθειαν . . .«

[2]) Vgl. Soranos I, Kap. II (Rose S. 175).

[3]) Abgesehen von geringen andren Mitteilungen, ist die einzige Quelle, welche
uns hierüber einen genaueren Einblick gestattet, die in seiner Schrift »περὶ γυναικείων«
zerstreut sich findenden Angaben. Und bei diesen ist wohl zu bedenken, daß er das
Werk nicht in erster Linie für den Arzt, sondern für die Hebamme geschrieben und
deshalb vielleicht mancherlei Konzessionen an deren Begriffsfähigkeit gemacht hat.

man sie etwa mit den entsprechenden Angaben des Corpus Hippocraticum vergleicht, recht vernünftige. Doch kann man sich sowohl mit Bezug auf die Physiologie als namentlich auch die Anatomie des Eindrucks nicht erwehren, daß die sie betreffenden Fakten
nicht allein durch Zergliederung von Menschen, (διὰ τῆς ἀνατομῆς
οὐχ εὑρίσκεται) sondern zu einem Teil von Tieren gewonnen sind[1]).
Ausgenommen freilich solche Tatsachen, die man ohne weiteres
durch Betrachtung am Lebenden (ἐπὶ τῆς αὐτοψίας) oder bei Gelegenheit einer Operation (ἐν τῇ χειρουργία)[2]) feststellen kann.

Noch in einer anderen Beziehung überschritt Soranos die
engen Grenzen seiner Schule: er liebte es, seinen eigenen Ansichten
über das Wesen und die Erkennung der verschiedenen Krankheiten sowie über ihre Behandlung diejenigen aller ihm wichtig
erscheinenden älteren Ärzte beizugesellen und sich mit ihnen aus-
einanderzusetzen. Diese Gewohnheit mag zum Teil den Grund
darin gehabt haben, daß er dem Leser seiner Schriften seinen
eigenen Standpunkt deutlicher machen wollte. Zu einem größeren
Teil aber beruhte sie sicherlich auf seinem allgemeinen Interesse
für die Geschichte seines Faches, das er ja auch durch Abfassung
seines Buches »Lebensbeschreibungen von Ärzten, Sekten und
Zusammenstellungen« bestätigt hat.

Schließlich ist auch sein Standpunkt gegenüber der Lehre
von den Krankheitsursachen nur aus seinen wissenschaftlichen
Neigungen heraus zu erklären. Denn bei der praktischen Be-
deutungslosigkeit, zu der die Ätiologie durch die Lehren der
Methodiker und auch bei ihm selbst[3]) verurteilt war, kann seine
Schrift »über die Ursachen der Krankheiten« lediglich dem Wunsche
entsprungen sein, auch dieses Gebiet wenigstens theoretisch zu
beherrschen. Deshalb pflegt er auch seinen Krankheitsschilderungen
eine kurze Ätiologie voranzuschicken, bei der er sogar die »vor-

---

[1]) Das zeigt z. B. die Angabe des Soranos (I, § 17, S. 183), daß man »das
Hymen durch anatomische Untersuchung nicht finden kann« (weil es beim Tier eben fehlt!).
Auch entspricht dies durchaus der bekannten Tatsache, daß die Anatomie der Alexan-
driner im ganzen genommen nicht eine auf eine spezielle Tierart oder gar auf den
Menschen beschränkte Darstellung, sondern eine Art universelles System gewesen
ist (vgl. Simon, M. Anatomie des Galen. II. Band. 1906. S. XXXIX).

[2]) Vgl. Soranos. I, § 12, S. 180.

[3]) Vgl. Soranos II, 17, S. 314.

ausgehenden Ursachen« [αἰτίαν προκαταρτικήν[1])] angibt[2]); diese Angaben sind aber lediglich wissenschaftliches Beiwerk und ohne jeden Einfluß auf seine praktischen Maßnahmen. Für diese kommen vielmehr nur die »fortdauernden Ursachen« (αἰτίαι συνεκτικαί)[3]) in Betracht.

Scharf getrennt von allen diesen Anschauungen, denen er ausschließlich theoretischen Wert zuerkennt, steht bei Soranos die Pathologie und Therapie — wie schon kurz angedeutet wurde — durchaus auf dem Boden der »Methodikerlehre«. Das läßt ganz deutlich die Schrift über die Frauenkrankheiten erkennen, vor allem aber das im griechischen Urtext verloren gegangene, dagegen in einer lateinischen Übertragung fast vollkommen erhaltene Werk des Caelius Aurelianus.

---

[1]) z. B. bei der Hysterie (II, 26, S. 320f.) bei der Gebärmutterblutung (II, 40, S. 334) usw.

[2]) Vgl. Soranus II, 4, S. 301.

[3]) Vgl. Soranos II, 4, S. 301.

V. Caelius Aurelianus:

De morbis acutis et chronicis libri VIII[1]).

Dieses Werk stellt eine außerordentlich reichhaltige Quelle
dar für die Anschauungen der methodischen Schule auf dem Höhepunkt ihrer Entwicklung. Es ist ein vollkommenes »Handbuch
der speziellen Pathologie und Therapie« und gibt somit Aufschluß
sowohl über die gesamte Krankheitslehre — über die allgemein-
pathologischen Anschauungen, über die spezielle Symptomatologie
und Diagnostik, über die Untersuchungsmethoden — als auch über
die Behandlungsgrundsätze — die allgemeinen so gut wie auch
die besonderen, die diätetisch-hygienischen, die physikalisch-mecha-
nischen und die pharmakologischen.

In der Anordnung des Stoffes steht der Verfasser auf
dem Boden der methodischen Schule. Das Werk ist nicht nur
äußerlich-schematisch in zwei Hauptteile — akute und chronische
Krankheiten — gegliedert; sondern diese Teilung erwächst als
logische Folge aus der seit Themison für die Methodiker feststehenden differenten Auffassung dieser beiden Krankheitsgruppen[2]).
Eine Unterteilung scheidet dann weiter die akuten Krankheiten
in solche mit Fieber und solche ohne Fieber. »Notwendigerweise mit
Fieber« verlaufen die Phrenitis, die Lethargia, Pleuritis und die
Peripneumonia. Ohne Fieber dagegen die Synanche, die Apoplexia,
der Spasmus und seine Unterformen, die Hydrophobia, der Ileus,

---

[1]) Da dieses Werk ganz zweifellos im wesentlichen nichts andres als eine dem
Soranschen Original περὶ τῶν ὀξέων καὶ χρονίων παθῶν sich auf das engste anschließende
Bearbeitung ist, so soll über Cael. Aurelianus und sein Werk an dieser Stelle nichts
gesagt werden, obgleich er oft Sorans Ansicht der seinigen abweichenden ausdrücklich
voranstellt (vgl. z. B. chron. V, 130; IV, 6 u. ö.). Vielmehr wird beabsichtigt, Angaben
über diesen Autor der sobald wie möglich erscheinenden deutschen Übersetzung (siehe
Vorwort!) voranzuschicken.

[2]) Vgl. oben S. 23 f.

die Satyriasis, die Cholera und die Diarrhoea[1]). Die chronischen
Krankheiten, welche das zweite Buch behandelt, werden nach dem
Prinzip »vom Kopf zum Fuß« dargestellt. Den Anfang machen
die Cephalaea, die Scotomatia, der Jncubo, die Epilepsia, die Mania,
die Melancholia, dann folgen die Paralysis, der Caninus raptus, der
Dolor auriculae, der Dolor dentium, die Catalepsis, die Phones
Apokope, der Catarrhus, die Tussicula, der Sanguinis Fluor, die
Phthisis, das Asthma, die Stomachica Passio, die Phagedaena, die
Passio jecorosa et splenica, der Morbus regius, die Cachexia, die
Atrophia und der Hydrops. Es folgen die Elephantiasis, Phthiriasis,
Morbus coeliacus, die Ventris debilitas, Ventris tumor, durities usw.,
die Dysenteria, die Colica Passio, dann de Lumbricis und de mol-
libus. Den Schluß machen die Ischias und Psoas, Arthritis, renalis
Passio, vesicae passio, Diabetes, seminis lapsus, somnus Venereus,
sanguinis emissio, der Priapismus, die Empyemata und zuletzt die
Polysarcia[2]).

Bei der Abhandlung der einzelnen Krankheiten verfährt der
Verfasser regelmäßig nach einem feststehenden Schema. Er beginnt mit einer meist ausführlichen, freilich nicht immer zutreffenden
Definition der Krankheitsbezeichnung, wobei die Ansichten der
verschiedenen älteren Ärzte sehr oft wiedergegeben werden. Dann
folgt gewöhnlich eine kurze Ätiologie. Darauf eine meist außerordentlich sorgfältige Symptomatologie, an welche sich unmittelbar
die Diagnose und Differentialdiagnose anschließt. Häufig werden
dabei pathologisch-anatomische Angaben eingestreut. Den Schluß
eines jeden Kapitels macht dann die in breiter Ausführlichkeit
dargestellte Therapie. Die ganze Darstellung wird äußerst lebendig
gestaltet durch fortwährendes Einschieben literarischer Notizen, in
denen die Anschauungen anderer Autoren zu den einzelnen Fragen
kurz gekennzeichnet und sehr oft einer scharfen, doch in den
Formen verbindlichen Kritik von einer anerkennenswerten Sach-
lichkeit unterzogen werden.

Zu den Lehren der methodischen Schule nimmt der Verfasser
in allen wesentlichen Punkten eine positive Stellung ein[3]). Sehr

---

[1]) Cael. Aurel. ac. introd.

[2]) Merkwürdig ist, daß die Augenkrankheiten ganz fehlen und von den Ohren-
und Zahnkrankheiten nur der Schmerz dieser Organe behandelt wird.

[3]) Vgl. Cael. Aurel. z. B. acut. II, § 32 u. 179; chron I, § 44 und 115; u. ö.

häufig identifiziert er ausdrücklich seine Ansicht schlechthin mit
derjenigen der Methodiker. Wo zwischen den Anschauungen der
einzelnen Vertreter dieser Schule Divergenzen bestehen, nimmt er
stets einen seinen Anschauungen entsprechenden vermittelnden
Standpunkt ein. Vor allem macht er grundsätzlich niemals ihre einseitigen Übertreibungen mit — er spricht von »rigor methodicus« [1])
— und meint meist den Thessalos, häufig aber auch den von
ihm sonst sehr hoch geschätzten Themison. Auf der anderen
Seite will er aber auch durchaus nicht der rohen Empirie die
Alleinherrschaft in der Medizin überlassen[2]). So lehnt er zwar
die Anatomie und Physiologie als Grundlage der Heilkunde prinzipiell
ab und erklärt alle Theorien, aus denen nicht unmittelbar praktisch
brauchbare Lehren für die Krankenbehandlung fließen, als zweck-
los ab [3]); wie er denn überhaupt der Ansicht ist, ein Methodiker dürfe
sich nicht von unsicheren Vermutungen, sondern nur von sicheren
Tatsachen leiten lassen [4]). Nichtsdestoweniger läßt er gar nicht
selten anatomisch-physiologische Bemerkungen einfließen [5]). Freilich
stets ohne jede Verbindung mit seinen übrigen Anschauungen.
Auch sonst erörtert er gelegentlich alle möglichen theoretischen
Fragen. So beschäftigt ihn beispielsweise das auch von anderen
Ärzten aufgeworfene Problem, ob neue Krankheiten zu den bereits bestehenden und bekannten hinzukommen können. Er ver-
neint dies für alle allgemeinen Leiden, gibt aber die Möglichkeit
zu, daß spezielle örtliche Krankheiten (particulares vel speciales)
sehr wohl neu entstehen können [6]). Einen durchaus kritischen
Standpunkt nimmt er ferner gegenüber allen abergläubischen Ideen
und Handlungen ein. Mit einer gewissen Geringschätzung lehnt
er solche »vom Aberglauben überlieferte Dinge, welche das gewöhnliche Volk durch die Erfahrung bewährt erachtet, als der
Heilkunst gänzlich fremd« ab[7]).

---

[1]) Cael. Aurel. chron. morb. II, 109; III, 65.

[2])　　　　　　chron. V, 45 f.

[3])　　　　　　ac. morb. III, 56; chron. II, 125 u. ö.

[4])　　„　　　„　　chron. morb. V, 105.

[5]) z. B. chron. V, 52 ff., 58, 86 u. ö.

[6]) Cael. Aurel. ac. morb. III, Kap. 15, § 118.

[7])　„　　　„　　　„　　„　III, Kap. 16, § 137; chron. I. praefat; I, Kap. 3,
§ 55; V, Kap. 1, § 23. Vgl. auch Sorans Standpunkt gegenüber allem Schwindel
(ἅπερ ψευδῆ) (I, § 35, S. 200; § 45, S. 210; § 4, S. 174), besonders auch gegenüber der
ἀντιπάθεια (II, § 42, S. 338).

VI. Die allgemeine Krankheitslehre.
Allgemeine Ätiologie.

Es gibt nach des Verfassers Ansicht — wie soeben ausgeführt wurde — keine übernatürlichen Ursachen des Krankseins.
Selbst die sogenannten »dunklen Ursachen« (causae occultae) gelten
ihm durchaus als natürlich, auch wenn er sie ihrem Wesen nach
nicht fassen kann. Deshalb sollen sie auch für den Arzt vollkommen aus der Betrachtung ausscheiden und bedürfen keiner
besonderen Erwähnung in seinem Werke[1]. Auch die »offenbaren
Ursachen« (causae manifestae) haben nicht durchweg einen Wert
für den Arzt. Vielmehr trennt sie der Verfasser scharf in zwei
verschiedene Gruppen: die eine umfaßt die »vorhergehenden Ursachen« (causae antecedentes), die andre die »fortwirkenden Ursachen« (causae operantes)[2].

Die vorangehenden Ursachen kennzeichnet C. als solche,
»welche eine Krankheit bewirken können« (quae morbum facere
valent)[3]. Das soll heißen, daß sie nicht ohne weiteres die Krankheit hervorrufen, sondern diese nur gleichsam vorbereiten. Sie
können in dem einen Fall zu einer Erkrankung führen, in einem
anderen Falle dagegen nicht. Sind sie dann aber einmal wirksam
geworden, so wirken sie nicht weiter fort. Solcher Ursachen
führt der Verfasser bei den einzelnen Krankheiten die mannigfaltigsten an. In der überwiegenden Mehrzahl sind es von außen
auf den Körper wirkende. Hierhin gehören beispielsweise: Er-

---

[1] Cael. Aurel. ac. II, § 7. Vgl. I, 121; chron. V, 53 u. ö. Offenbar gibt
es für ihn unter den »vorhergehenden« wie auch unter den »fortwirkenden« Ursachen
solche, die er als »dunkel« bezeichnet (vgl. ac. II, § 1).

[2] Vgl. Cael. Aurel. ac. morb. I, § 112, wo diese beiden Gruppen als »causae
activae atque operantes, quas (graeci) synecticas vocant« den »causae antecendentes, quos
graeci procatarcticas appellant« gegenübergestellt sind. Vgl. auch ac. II, § 65 f.; § 87 usw.

[3] Cael. Aurel. ac. II, 87.

schütterungen des ganzen Körpers oder einzelner Teile[1]), Verletzungen der verschiedensten Art[2]), heftige Abkühlung[3]) oder umgekehrt Erhitzung des Körpers[4]), Überanstrengung durch Laufen, Heben[5]), heftiges Schreien[6]), oder ähnliches[7]). Von inneren Ursachen erwähnt er Verdauungsstörungen[8]), Trunkenheit[9]), einseitige Fleischernährung[10]), üppiges Leben[10]), namentlich übermäßiger Alkohol- und Geschlechtsgenuß[11]), Aufnahme von Gift[12]), insbesondere von giftigen Schwämmen[13]), aber auch von ungeeigneten Arzneien[14]). Dazu kommen schließlich noch psychische Einflüsse wie Furcht[15]), Traurigkeit[16]), Schlaflosigkeit[17]), Sympathie[18]), Aberglauben[19]), Ehrgeiz[20]), u. a. m. In einigen wenigen Fällen sind aber außerdem geradezu pathologisch-anatomische Veränderungen bestimmter Organe als »vorangehende Ursachen« angegeben: z. B. Verhärtung der Leber oder Milz, innere Abszesse, Hämorrhoidalblutungen u. a. m.[21]). Auch von »Ansteckung« (contagio) ist die Rede[22]).

Alle diese Ursachen werden von dem Verfasser im Prinzip

---

[1]) Cael. Aurel. ac. II, 87; III, 48; chron. II, 1 u. ö.

[2]) „ „ chr. II, 1; III, 48; 62 u. ö.

[3]) „ „ ac. II, 87; III, 48, 62, 139; chron. I, 4; II, 1 u. ö.

[4]) „ „ ac. I, 103; III, 48; chron. I, 4.

[5]) „ „ ac. II, 87.

[6]) „ „ ac. III. 4.

[7]) „ „ chron. V, 2.

[8]) „ „ ac. II, 65, 87; III, 48, 139; chron. II, 1 u. ö.

[9]) „ „ ac. II, 87, 65; III. 4, 62; chron. II, 1 u. ö.

[10]) „ „ chron. II, 1.

[11]) „ „ ac. II, 87; III, 48, 176; chron. II, 1. V, 53 f.

[12]) „ „ ac. III, 139; bemerkenswert ist der Hinweis (ac. III, 100), daß die Tollwut auch ohne »sichtbare Ursache« (sine manifesta causa) nur »gleichsam wie durch ein Gift« (qualis a veneno) entstehen könne.

[13]) Cael. Aurel. ac. III, 139.

[14]) „ „ ac. III, 4; 175; chron. II, 1; III, 68, 80; V, 53 f.

[15]) „ „ chron. I, 61, 147; u. ö.

[16]) „ „ chron. III, 15; I, 147.

[17]) „ „ chron. I, 4.

[18]) „ „ chron. III, 80, 96; I, 147.

[19]) „ „ chron. I, 147.

[20]) „ „ chron. I, 147.

[21]) „ „ chron. I, 149.

[22]) „ „ chron. IV, 13.

nur aus wissenschaftlichem Interesse angeführt. Irgendwelchen praktischen Wert für die Beurteilung der Krankheiten und für ihre Behandlung haben sie nicht. Denn auf der einen Seite entstehen nach seiner Behauptung aus eben und denselben vorangehenden Ursachen die verschiedensten Krankheiten[1]), auf der andren Seite aber kann das gleiche Leiden aus den mannigfachsten Ursachen sich entwickeln[2]). Es ist also ganz unmöglich, aus der Feststellung der »vorhergehenden Ursachen« einen theoretischen oder gar einen praktischen Schluß zu ziehen. Keinesfalls kann eine derartige Betrachtung — wie er oft und nachdrücklich betont — einen Einfluß auf die Auswahl der Behandlungsmittel haben[3]).

Eine grundsätzlich andere Rolle spielen dagegen die sog. »fortwirkenden Ursachen«. Unter ihnen versteht C. A. diejenigen Ursachen, welche während der ganzen Dauer der Krankheit »gegenwärtig« (praesentia) und somit dauernd wirksam bleiben. Er rechnet dazu namentlich das Alter[4]) des Kranken, sein Geschlecht[5]), seine ganze Körperanlage[6]), (ob sie z. B. mehr saftreich oder mehr trocken [humorosus ant vacuus] sei), dann ferner den Gesundheitszustand[7]) (vor allem das Verhalten des Körpers während der Rekonvaleszenz nach schweren Krankheiten); weiter auch die Witterung[8]), und zwar besonders mit Rücksicht darauf, »ob sie bei vielen die betr. Krankheit hervorgerufen habe«; schließlich noch die Jahreszeit[9]). Zweifelhaft ist es, ob der Verfasser auch die Vererbung als ätiologisches Moment ansieht. Er erwähnt zwar gelegentlich der Besprechung der Ursachen der Arthritis[10]),

---

[1]) Cael. Aurel. ac. II, 65: »passio ex iisdem causis antecedentibus fit, quibus aliae quoque passiones efficiuntur«.

[2]) Cael. Aurel. ac. II, 87: »fit (passio) ex variis antecedentibus causis, ut ceterae passiones« chr. II, 196: »siquidem antecedentes causae, quamquam diversae, unam facere passionem videantur«.

[3]) Vgl. Cael. Aurel. ac. II, 87; III, 190 f; chron. III, 98; II, 196 u. ö.

[4]) Cael. Aurel. ac. II, 12, 66, 89, 164; chron. I, 60, 146; V, 2 u. ö.

[5]) „ „ ac. II, 66, 89, 164; chron. I, 4, 146; III, 2.

[6]) „ „ ac. II, 66, 164; chron. III, 2. Auch von »zarten Nerven« (molles nervi) ist die Rede; doch ist es zweifelhaft, ob wirklich die Nerven und nicht Sehnen gemeint sind.

[7]) Cael. Aurel. ac. II, 66; chron. II, 197 u. ö.

[8]) „ „ ac. II, 12.

[9]) „ „ ac. II, 12, 66, 89, 164; chron. III, 2 u. ö.

[10]) „ „ chron V, 29 f.

»daß sie nach Ansicht der meisten alten Ärzte durch Vererbungs-
gang mit dem Samen in die Nachkommen eindringe, und diese
deshalb auch befalle«, doch ist aus dieser Angabe nicht zu ersehen, ob er auf dem gleichen Standpunkt steht[1]). Zum Teil
werden diese ätiologischen Tatsachen für die Differentialdiagnose
verwertet, zum Teil haben sie vorwiegend theoretischen Wert: so,
wenn C. A. zum Beispiel die Epilepsie als eine Krankheit des
Kindesalters[2]) (puerilis passio), das Asthma als Männerkrankheit[3]),
den Kopfschmerz als typisches Leiden der Frau[4]) bezeichnet. Sehr
häufig aber werden sie auch bei der Behandlung berücksichtigt[5]).

Die allgemeine Krankheitstheorie.

Im ausgesprochenen Gegensatz zu der Humorallehre, welche
bei ihren Erklärungen der normalen und krankhaften Vorgänge
im Organismus nur die Säfte, d. h. die flüssigen Bestandtteile des
Körpers berücksichtigte, steht der Verfasser unsres Werkes als
konsequenter Methodiker auf einem deutlich betonten solidarpathologischen Standpunkt. Zwar erwähnt er einige Male
auch die Säfte und das Pneuma (humores oder liquida et spiritus)[6]),
aber sie spielen auch an diesen wenigen Stellen eine untergeordnete
Rolle. Dagegen lehnt er häufiger eine humoralpathologische Erklärung ausdrücklich ab[7]).

Auch der Frage des natürlichen Heilungsbestrebens des Organismus, die in der hippokratischen Lehre von der Physis einen
unbedingt bejahenden Ausdruck gefunden hatte, steht der Verfasser entschieden ablehnend gegenüber. Nicht als ob er, wie
Asklepiades es getan hatte, schlechthin die Möglichkeit einer
»Selbstheilung« von Krankheiten leugnete. Er gibt sogar für die
akuten Leiden ausdrücklich zu, daß sie »auch von selbst sich auf-
lösen, indem bald ein glücklicher Zufall, bald »die Natur« günstig

---

[1]) Ähnlich verhält es sich mit der Ansicht über Vererbung der Päderastenanlage
(Cael. Aurel. chron. IV, 135).

[2]) Cael. Aurel. chron. I, 60.

[3]) „   „   chron. III, 2.

[4]) „   „   chron. I, 4.

[5]) Näheres über diesen Punkt wird weiter unten gesagt werden.

[6]) z. B. ac. III, 16; I, 127; chron. V, 107. Vgl. auch Soranos I, 122 (S. 294);
II, 54 (S. 351).

[7]) z. B. ac. II, 89; III, 23; chron. I, 38 u. 48.

sei«[1]), auch meint er, daß »die Kraft des Körpers den ärztlichen
Heilmitteln ihre Wirkung verleiht«[2]); aber die ganzen Behandlungsgrundsätze und die Art, wie sie in die Praxis umgesetzt werden,
zeigen deutlich, daß in keiner Weise ernstlich mit der Selbsthilfe
des Organismus gerechnet wird. Die Heilung der Krankheiten
ist reine »Kunstheilung« in dem Sinne, daß sie nur durch das
Eingreifen des Arztes erfolgt. Und wenn dieser, wie weiter unten
zu zeigen sein wird, sich auch in weitestem Umfange der sog.
»natürlichen Heilmittel« (Luft, Licht, Sonne, Wasser usw.) bedient,
so sind diese nach der Auffassung des C. A. nicht ohne weiteres
durch sich selbst, sondern nur in der Hand des Arztes wirksam.

Das Wesen der Krankheit.

Das eigentliche Wesen der Krankheiten sieht der Verfasser
unsrer Schrift, wie schon gesagt wurde, in den Veränderungen,
welche in dem Verhalten der die Körperporen[3]) umgebenden Gewebe zu den in ihnen kreisenden »Körperchen« eintreten. Diese
Veränderungen werden aber nicht etwa einzeln in ihrer Mannigfaltigkeit erfaßt, sondern nach Methodiker-Art zunächst unter einige
wenige, allen Krankheitsformen gemeinsame Grundformen untergeordnet. Wenn C. A. also von der »qualitas passionis« spricht,
so meint er damit die »principales passiones«[4]). Diese Grundformen
der Krankheiten aber sind die sog. Kommunitäten[5]).

Als solche sah er, ebenso wie der Begründer dieser Lehre,
Themison und dessen Anhänger, vor allem die beiden Zustände
der übermäßigen Spannung (stricturae passio[6]), und der über-

---

[1]) Vgl. Praefat. ad Libr. chron. morb. 1 f; ähnlich auch chron. I, 82.

[2]) Vgl. chron. II, 141.

[3]) Soranos selbst nennt sie (I, 35 S. 200) »θεωρητοὶ πόροι«.

[4]) So sagt er z. B. (acut. morb. I, 52): »es ist nämlich richtig, in der Weise zu
unterscheiden, daß nicht die Verschiedenheit der Symptome die Verschiedenheiten des
Leidens anzeigt, sondern nur eine gewisse allgemeine und notwendige Bezeichnung; und
diese gewinnt man   aus den Grundformen der Krankheiten«. Vgl. ac. II, 189;
chron. III, 14 u. ö.

[5]) Er spicht entweder von »communiter passio« (z. B. chron. I, 183) oder auch
gradezu von »κοινότητες« (z. B. chron. I, 83) vgl. auch Soran. II, 10 (S. 306); II, 28
(S. 322); II, 49 (S. 346) usw.

[6]) z. B. acut. I, 52; II, 142 chron. I, 56, 72, 183 u. ö.

Jenaer med.-hist. Beiträge 7.
Meyer-Steineg, Methodische Schule.

4

mäßigen Erschlaffung (solutionis passio) an[1]). Daneben freilich zieht er ebenfalls noch einen gemischten Zustand (complexa passio) in Betracht, bei welchem während der gleichen Krankheit gleichzeitig sowohl Erscheinungen von Spannung wie auch von Erschlaffung vorhanden sind[2]).

Während nun aber Themison und seine Anhänger in der Abgrenzung der einzelnen »Grundformen« gegeneinander sehr schematisch verfuhren und z. B. die akuten Krankheiten grundsätzlich unter den Status strictus unterordneten[2]), so verfährt C. A. in dieser Hinsicht viel freier. Er geht regelmäßig so vor, daß er bei der Schilderung eines Krankheitsbildes zunächst den ganzen Komplex seiner »Krankheitszeichen« gibt. Ist dieser so einheitlich, daß alle Einzelerscheinungen sich ohne Zwang durch die Annahme einer einzigen »Kommunität« erklären lassen, so zieht er diese allein bei seinen weiteren Betrachtungen und Schlüssen heran. Lassen sich aber nicht alle Erscheinungen des Krankheitsbildes auf einen Status allein zurückführen — und das ist bei den meisten Leiden der Fall — so löst er den Symptomenkomplex in mehrere Gruppen auf, von denen eine jede für sich in ihren Erscheinungen durchaus einheitlich ist[3]).

Auch in der Würdigung der Einzelerscheinungen in bezug auf die übergeordneten »Grundformen der Krankheiten« weicht unser Verfasser erheblich von dem sonstigen Schematismus seiner Schule ab. Er begnügt sich nicht mit der Betrachtung einiger weniger Erscheinungen[4]), sondern versucht, alle wichtigeren, sofern sie nur einer größeren Reihe von Krankheiten gemeinsam sind, auch unter den gemeinsamen Gesichtspunkt einer der Kommunitäten zu bringen. So deuten ihm auf »Status strictus« nicht·bloß die vagen Erscheinungen des »Dichtseins der Poren«; der »Anhaltung der Ausscheidungen« und »Absonderungen«, des »heftigen Fiebers« u. a. m.; sondern er rechnet dazu auch die »Härte« (durities), die »Trockenheit« (siccitas), die »Schwere« (gravedo), die »Starrheit« (torpor), die »Spannung« (tensio), die »Schwellung«

---

[1]) z. B. chron. III, 27; II, 202.
[2]) Vgl. oben S. 49.
[3]) Als Beispiele hierfür vergl. man z. B. acut. I, 68; II, 25; chron. II, 97 und 101; II, 202 usw.
[4]) Vgl. oben S. 46 f.

(tumor), die »Schmerzhaftigkeit« (dolor) der befallenen Teile[1]). Ferner aber auch eine besondere Beschaffenheit des Pulses[2]), Störung der Besinnung, Krämpfe, Blutaustritt an sichtbaren Teilen u. a. m.[3]). Umgekehrt sprechen nach seiner Ansicht für »Status laxus«: Erschlaffung des ganzen Körpers, runzelige und faltige Beschaffenheit der Haut, Vermehrung aller sichtbaren Körperausscheidungen, unfreiwillige Entleerung von Urin und Kot, Kälte und Steifheit des Körpers, Zittern, schwacher und langsamer Puls[4]) u. a. m. Bei einem »Status mixtus« — oder wie C. A. sagt: »complexa passio« sind von den soeben aufgezählten Erscheinungen die einen an dem einen Körperteil, die andren an einem andren Teil vorhanden. Und da dies letztere sehr häufig zutrifft, so sieht unser Verfasser im Grunde genommen die Mehrzahl der Krankheiten als »complexae passiones« an[5]). Dagegen macht er die Weitherzigkeit des Thessalos bezüglich der zahlreichen besonderen Indikationen durchaus nicht mit[6]).

Der Verlauf der Krankheiten.

Wie bereits kurz erwähnt wurde, sieht unser Arzt als eine wichtige Eigenschaft der akuten Krankheiten an, daß sie auch von selbst heilen können. Im Gegensatz dazu betrachtet er als das wesentliche Merkmal der chronischen Leiden die Tatsache, daß durch die lange Dauer des Krankheitsprozesses Veränderungen vom Organismus Besitz ergreifen (possederint), welche »weder durch die Natur noch durch einen glücklichen Zufall« (neque natura neque fortuna) verschwinden, sondern stets das Eingreifen des erfahrenen Arztes erfordern (medici peritiam poscunt)[7]).

Der Verlauf der Krankheiten wird von unserem Arzte nicht nur bezüglich seiner Dauer, sondern nicht minder auch betreffs der Intensität der Krankheitserscheinungen während der ver-

---

1) Vgl. chron. II, 16 f; acut. II, 178; chron. II, 202; III, 25; I, 56 usw.
2) Vgl. acut. II, 92.
3) Vgl. acut. II, 178; III, 179, 197; chron. I, 153 usw.
4) Vgl. acut. I, 86, 68, 87 ff; II, 24, 222; chron. II, 16 usw.
5) z. B. ac. I, 52; II, 90; III, 197; chron. I, 183; II, 97, 193; III, 107 usw.
6) Vgl. chron. II, 145.
7) Praefat ad Lib. chron. morb.; auch chron. I, 82.

schiedenen Zeiten des Prozesses gewürdigt[1]). Auch in dieser Hinsicht werden die akuten von den chronischen Leiden merklich geschieden.

Die Einteilung der ersteren in verschiedene Stadien läßt den Einfluß der alten hippokratischen Lehre ebenso wie deren Modifikation durch Themison[2]) deutlich erkennen, ist dieser gegenüber jedoch in weitem Umfange differenziert. Dem eigentlichen Ausbruch der Krankheit geht ein Stadium voran, in welchem diese sich schon durch allerlei Zeichen ankündigt, ohne daß aber schon mit Bestimmtheit die Art der bevorstehenden Erkrankung zu erkennen wäre. Unser Arzt bezeichnet dieses Stadium als »initium«[3]) und die in ihm befindlichen Kranken als »declivi, proni, labiles oder faciles in passionem«[4]). Die Symptome sind dabei ziemlich vege: Störung des Allgemeinbefindens, Veränderung des gewohnten Aussehens, der Gemütsstimmung, Steigerung der Körpertemperatur, Veränderung des Pulses u. a. m.[5]). Dieses Stadium entspricht also etwa unserem heutigen Prodromalstadium.

Diesem ersten Stadium, in dem die Kranken »bereits die Vorzeichen des Ergriffenseins von der Krankheit zeigen«[6]), folgt dann dasjenige des Ergriffenseins selbst. Die Kranken sind bereits »in die Krankheit eingetreten« (in passionem constituti)[7]) und zeigen dies namentlich dadurch, daß neben den schon bestehenden mehr allgemeinen Symptomen nunmehr auch die charakteristischen Zeichen der betreffenden Krankheit sichtbar werden. Z. B. bei Pleuritis: Husten, Seitenstechen, Atemnot, Auswurf bestimmter Art usw.[8]).

Unter Verstärkung dieser Erscheinungen tritt die Krankheit dann in das dritte Stadium, dasjenige der »Zunahme« (angmentum)[9]).

---

[1]) Gemeint ist der Grad der Schwere der Krankheit überhaupt, der zwar auch eine Rolle spielt (z. B. acut. I, 35; II, 14, 28, 67 usw.). Auch Soranos (II, 5 S. 302) betont τῶν καιρῶν διαψοραί als wichtiges Moment.

[2]) Vgl. oben S. 49 f.

[3]) Vgl. acut. II, 24.

[4]) Vgl. acut. I, 31; II, 9, 12, 68, 165; III, 102 usw.

[5]) Vgl. ebenda.

[6]) Vgl. acut. III, 102.

[7]) Vgl. acut. II, 91, 165; III, 111 u. ö. An einer Stelle spricht C. A. auch von den Kranken »qni jam passione tentantur«.

[8]) Vgl. acut. II, 91.

[9]) Vgl. acut. II, 24.

»Die Krankheit wächst« (passio crescit)[1]), wobei manchmal die Symptome nur ihrer Heftigkeit nach sich verändern, manchmal aber auch zu den vorhandenen neue hinzutreten.

Ist sodann der Höhepunkt der Krankheit erreicht, so bleibt sie auf diesem eine Weile stehen. Dieses Stadium wird deshalb als »Stillstand« (status)[2]) bezeichnet. Die Krankheitserscheinungen sind sämtlich voll ausgebildet; namentlich lassen die »besonderen Symptome« den vorliegenden Krankheitstypus jetzt deutlich erkennen.

Führt der Krankheitsprozeß in diesem Stadium nicht zum Tode (exitium), so tritt er — bei den einzelnen Leiden nach verschiedenen Fristen — in das weitere Stadium des »Abfalls« (declinatio) ein[3]). Sämtliche Symptome bilden sich, die einen schneller, die anderen langsamer, zurück. Und je nach dem Verlaufe dieses Rückbildungsprozesses unterscheidet unser Arzt innerhalb dieses letzten Stadiums noch die Zeit des »Fortschreitens der Abnahme« (procedente declinatione[4]), der »befestigten Abnahme« (confirmata declinatione)[5]) und des »Fortschreitens der Heilung« (proficiente curatione)[6]).

Hiermit ist dann die eigentliche Krankheit abgelaufen. Und es schließt sich nunmehr noch die Zeit der Rekonvaleszenz (tempus resumptionis)[7]) an, welcher, wie weiter unten noch ausführlicher zu zeigen sein wird, eine besonders sorgfältige Beachtung geschenkt wird.

Unabhängig von den soeben erörterten Krankheitsstadien findet bei den akuten Krankheiten nach Ansicht 'des Autors noch eine weitere Auf- und Abbewegung statt, welche innerhalb dieser Stadien in Wellen verläuft. Namentlich während des »Stillstandes« der Krankheit wechselt regelmäßig eine Zeit des »Anstiegs« oder »Anfalls« (accessio)[8]) mit einer solchen des Nachlassens (remissio,

---

[1]) Vgl. acut. II, 16; III, 7, 18 usw.
[2]) Vgl. acut. II, 24, 110; III, 10 usw.
[3]) Vgl. acut. I, 66; II, 32, 73, 80, 110, 152; III, 17, 22, 132 usw.
[4]) Vgl. acut. I, 92.
[5]) Vgl. acut. I, 93; III, 24.
[6]) Vgl. acut. I, 96; II, 81.
[7]) Vgl. acut. I, 98; II, 217 usw.
[8]) Vgl. acut. I, 64; II, 24, 27, 66, 109, 168 usw.

dimissio)[1]) ab. Je nachdem dieser Wechsel nun täglich erfolgt, also jeden Tag »Anfälle« (quotidianae aecessiones[2]) eintreten oder in bestimmten anderen, längeren, regelmäßigen Intervallen (prolixiores dimissiones[3]), kommt der betreffenden Krankheit ein »typus quotidianus[4]), tertianus« usw. zu.

Durch den Fortfall des in der hippokratischen Medizin so wichtigen Begriffs der »Krisis« — der ja ebenso untrennbar von der humoralen Betrachtungsweise wie unvereinbar mit der solidarpathologischen der Methodiker ist — entfällt auch für unseren Arzt die ganze Lehre von den »kritischen Tagen«. Er spricht nur einmal — und zwar im ablehnenden Sinne von den »dies, quos crisimos appellant«[5]). Im übrigen ist an ihre Stelle eine andere Lehre getreten, die noch zu besprechen sein wird: die Lehre von den »Dreitagsfristen«.

In der Einteilung der chronischen Krankheiten in einzelne Stadien lehnt sich unser Arzt unverkennbar an diejenige der akuten an. Aber entsprechend dem seiner Auffassung nach besonderen Charakter der ersteren weicht er im einzelnen erheblich von jener Einteilung ab. Einerseits verwischen sich die bei den akuten Krankheiten ziemlich scharf voneinander getrennten Stadien mehr, sie gehen zum Teil kaum merkbar ineinander über. Sodann aber wird der ganze Verlauf der chronischen Krankheit naturgemäß überhaupt nicht in ein so einheitliches Schema gebracht.

Im allgemeinen geht auch hier dem eigentlichen Ausbruch der Krankheit ein Stadium voran, in welchem sich die ersten Anzeichen derselben äußern. Es wird ebenso wie bei den akuten Leiden als das Stadium der »declivitas in passionem«[6]) bezeichnet. Die bereits vorhandenen Krankheitssymptome sind mehr allgemeiner Natur. Z. B. treten in diesem Vorstadium bei der »Paralysis« Erscheinungen wie »Gefühl von Schwere, langsamere Bewegung, Stumpfheit, Blässe und Starrheit gleichzeitig mit Herabsetzung der Empfindlichkeit« auf; diese Zeichen bleiben aber nicht

---

[1]) Vgl. acut. II, 24, 31, 13, 80; II, 105; 151 usw.
[2]) Vgl. acut. II, 66.
[3]) Vgl. ebenda.
[4]) Vgl. acut. II, 107.
[5]) Vgl. acut. I, 108.
[6]) Vgl. chron. I, 62, 148, 181; II, 2 usw.

immer bestehen, sondern können sich wieder vollkommen zurück-
bilden [1]). Sie sind auch noch so wenig charakteristisch, daß eine
Unterscheidung von anderen Krankheiten unmöglich ist.

Ohne daß nun, wie bei den akuten Krankheiten, eine Zeit
des merkbaren »Anstiegs« folgt, bildet sich unmerklich das Leiden
voll aus: die Kranken »sind nunmehr von der Krankheit in Besitz
genommen« [2]). Das zeigt sich vor allem dadurch, daß »sich zu den
allgemeinen Symptomen die besonderen gesellen« [3]), d. h. solche,
die der Krankheit ihr typisches Gepräge geben. In dem gewählten
Beispiel treten neben den bereits geschilderten Erscheinungen mehr
oder weniger hochgradige Kälte und Starrheit der befallenen Teile
auf, die freiwillige Bewegung ist zum Teil aufgehoben, die Empfindung geht verloren usw. [4]). Dieses Stadium bleibt dann, bei der einen
Krankheit längere, bei der anderen kürzere Zeit bestehen. Doch
in der Regel nicht immer in der gleichen Intensität. Vielmehr
treten im Verlauf des Krankheitsprozesses sehr häufig sogenannte
»Anfälle« (accessiones) auf [5]). Und diese »Anfälle«, welche der
Autor in seinem Vorwort zu den chronischen Krankheiten auch
als »superpositiones« bezeichnet [6]), werden von unserem Arzte als
solche in gleicher Weise eingeteilt wie die akuten Krankheiten
als Ganzes [7]). Er unterscheidet bei diesen »Anfällen« ein Stadium der
»Zunahme« [8]) (accessionis augmentum), des »Stillstandes« (status accessionis) [9]) und der »Abnahme« (declinatio) [10]). Die einzelnen »Anfälle«
werden nun durch freie Zwischenräume »intervalla« [11]) unterbrochen,
welche bald »regelmäßig« (ordinata), bald »unregelmäßig« sind [12]).

---

[1]) Vgl. chron. II, 3.

[2]) Vgl. chron. I, 181, 64 usw.

[3]) Vgl. chron. I, 148; auch III, 103.

[4]) Vgl. chron. II, 3.

[5]) Vgl. chron. I, 64, 68, 70; III, 118 usw. Einmal (III, 118) nennt er sie
»accessiones typicae«.

[6]) Vgl. ebenda I, 72, 167; IV, 22 (hier »superpositio« = »ἐπίτασις«) vgl. auch
acut. II, 83 (ἐπίθεσις).

[7]) Vgl. Praefat. ad morb. chron. 1.

[9]) Vgl. chron. I, 84 u. ö.

[8]) Vgl. ebenda I, 76, 106 usw.

[10]) Vgl. ebenda I, 159, 161 usw.

[11]) Vgl. chron. I, 67. An einer Stelle (I, 70) spricht er geradezu von einem
»accessionum ordo«; vgl. auch chron. II, 139.

[12]) ebenda.

Ebenso allmählich, wie die chronische Krankheit sich zu ihrer Höhe ausgebildet hat, so pflegt sie, falls sie nicht bis zum Lebensende bestehen bleibt oder bald zum Tode führt, auch wieder abzuklingen. Dieses Stadium der »Abnahme« (declinatio) zieht sich dann, dem Charakter des chronischen Leidens entsprechend, gleichfalls mehr oder weniger lange hin und geht unmerklich in dasjenige der Rekonvaleszenz über[1]).

Die Bedeutung der soeben geschilderten Einteilung der Krankheiten in Stadien ist bei C. A. eine doppelte. Einmal ist sie ihm ein nicht unwichtiges Hilfsmittel bei der Stellung der Diagnose, besonders der Differentialdiagnose[2]); denn die gleichen Erscheinungen können nach seiner Ansicht sehr verschiedene Bedeutung haben, je nach dem Krankheitsstadium, in welchem sie auftreten[8]). Vor allem aber dient sie, wie noch ausführlicher zu besprechen sein wird, als eine wertvolle und deshalb auch sorgfältig verwandte Unterlage bei der Aufstellung der Heilpläne[4]).

Pathologische Anatomie.

Die vorwiegend solidarpathologische Betrachtung des Caelius hätte ihn an sich veranlassen können, den durch die Krankheiten hervorgerufenen Veränderungen an den festen Teilen nachzuspüren, um dadurch deren eigentliches Wesen kennen zu lernen. Einem solchen Vorgehen standen aber verschiedene Hindernisse entgegen: einmal das grundsätzlich ablehnende Verhalten der methodischen Schule überhaupt; diese verschmähte nicht nur alle theoretischen Betrachtungen über den Bau und die Funktionen des normalen Körper, sie vermied es ferner nicht bloß, nach den dunklen Ursachen des Krankseins zu fragen, sondern, in der unerschütterlichen Meinung, »ein Methodiker dürfe sich nicht von unsicheren Vermutungen leiten lassen«[5]), verwarfen sie auch die Verwendung pathologisch-anatomischer Tatsachen. Als unsicher aber sahen sie solche Tatsachen deshalb an, weil man zwar wohl allerlei krankhafte Veränderungen von Körperteilen und auch den

---

[1]) Vgl. chron. I, 159 ff u. ö.
[2]) Vgl. unten S.
[8]) Vgl. acut. I, 51; II, 189 u. ö.
[4]) Vgl. unten S. 75 ff.
[5]) Cael. Aurel. ac. III, 219.

sogenannten »leidenden Teil« feststellen könne, ohne daß man damit aber für die Kenntnis vom eigentlichen Wesen der Krankheit etwas gewonnen habe[1]). Abgesehen aber von diesem prinzipiellen Standpunkte, deutet unser Verfasser immer wieder darauf hin, daß gerade die Frage nach dem »Sitz der Krankheit« in jedem einzelnen Falle so strittig sei, daß sie von vornherein keinen praktischen Wert haben könne[2]). Durchschlagend jedoch ist ein dritter Grund: selbst wenn es gelingt, den »vorwiegend kranken Ort« (locus praepatiens) festzustellen, so ist dies nach C. A. (der sich ausdrücklich dem Soranos anschließt) deshalb ohne Wert, weil es nach seiner Ansicht, streng genommen, überhaupt keine rein örtlichen Krankheiten gibt, sondern stets »der ganze Körper notwendigerweise krank sei«[3]). Wenn nun C. A. trotzdem gar nicht selten in seine Erläuterungen und Krankheitsschilderungen pathologisch-anatomische Bemerkungen einschiebt, so haben diese für ihn fast nur theoretischen Wert. Praktische Bedeutung kommt ihnen nur insofern zu, als sie auf die Auswahl des Ortes für die ärztliche Maßnahme Einfluß haben können.

Was nun die Vorstellungen selbst betrifft, die sich C. A. von den krankhaft bedingten Veränderungen des Körpers macht, so schließen sie sich in gewissen allgemeinen Dingen an die Grundanschauungen der Methodiker und mittelbar an die Corpusculartheorie des Asklepiades an. Dabei spielt naturgemäß das Verhalten der »Poren« und der in ihnen kreisenden »Körperchen« eine wichtige Rolle; namentlich wird die »Verstopfung« der Poren als Erklärung häufiger herangezogen[4]). Daneben aber stehen eine ganze Reihe wirklicher anatomisch-pathologischer Bemerkungen. Sie betreffen die verschiedensten Körperteile und Organe[5]). Z. B. werden Veränderungen der Hirnhäute für die Apoplexie und andere Krankheiten verantwortlich gemacht[6]); »das ganze Nervensystem« (tota nervositas) leidet bei Satyriasis, Epilepsie usw.[7]).

---

[1]) Vgl. Cael. Aurel. ac. III, 219; I, 56 u. ö.

[2]) Vgl. z. B. chron. V, 105.

[3]) acut. II, 183; vgl. auch I, 55; II, 26 usw.

[4]) z. B. acut. I, 124; II, 222 chron. III, 46; ac. III, 204 usw.

[5]) Im einzelnen werden sie bei der Besprechung der speziellen Pathologie angegeben werden.

[6]) acut. III, 48 vgl. chron. I, 62.

[7]) Vgl. acut. III, 179; chron. I, 73; 152 usw.; auch I, 113.

Entzündliche Schwellung (tumor) führt zu Eiteransammlung (collectio), und diese ist die anatomische Ursache z. B. bei Pleuritis[1]). Doch kann diese auch auf Zerreißung von Gefäßen (ruptis vasculis) beruhen[2]). Dieselben Veränderungen können auch die ersten Vorgänge bei der Phthisis vorstellen, indem die entstandene »Wunde« nicht »zusammengeht« infolge der fortwährenden Bewegungen der Lunge, vielmehr angefressen wird, zu Eiterbildung Veranlassung gibt und nicht zur Austrocknung gelangt[3]).

Das Wesen der Entzündung sieht Caelius darin, daß »häufig die Körperchen des geronnenen Blutes in die Trennungsflächen der Wunden oder irgendwelche äußeren Teile eindringen und dort große Schwellungen hervorrufen«[4]).

Auch über den Vorgang der »Granulation« macht unser Arzt eine kurze Bemerkung: er meint, daß sich das junge Narbengewebe (cicatricis novitas) aus den Venengefäßen bilde, zunächst noch wenig widerstandsfähig sei und leicht zerreiße[5]). Ferner kennt er die »Venenthrombose« ($\vartheta\varrho\acute{o}\mu\beta\omega\sigma\iota\varsigma$) mit Vereiterung der Vene selbst (putrescentis venae)[6]). Über die anatomischen Verhältnisse bei der Geschwürsbildung und ihrer Heilung berichtet er ebenfalls gelegentlich[7]). Die »steinähnliche Verhärtung« der Milz, der Leber und anderer Organe gibt er als Ursache des Hydrops an[8]). Er kennt Hämorrhoiden der Blase und des Gebärmutterhalses[9]), Entzündung des Periosts[10]), eitrige Einschmelzung des Processus mastoideus bei Mittelohrentzündung[11]) und manchen anderen pathologischanatomischen Befund mehr.

Von Wichtigkeit ist sodann die Tatsache, daß Caelius an ein und demselben Organ die verschiedensten Formen pathologischanatomischer Veränderungen nicht unbekannt sind. So spricht er

---

[1]) Vgl. acut. II, 100.
[2]) Vgl. acut. II, 93; II, 109; ferner chron. V, 56.
[3]) Vgl. chron. II. 117, 196.
[4]) Vgl. chron. III, 128 und II, 171, 186 ff; 202 ff.
[5]) Vgl. chron. II, 163.
[6]) Vgl. chron. IV, 39 ff.
[7]) Vgl. chron. IV, 27 f; 43, 66.
[8]) Vgl. chron. III, 96.
[9]) chron. V, 71.
[10]) ibid. 5.
[11]) chron. II, 65.

beispielsweise gelegentlich einer Abhandlung über die Nierener-
krankungen von »der Nierenschwellung, der Nierenverhärtung, der
Niereneiterung, den Nierengeschwüren und dem Nierenfluß« [1],
ferner von der Entzündung und Schwellung der Harnleiter usw. [2].
Einen wichtigen Teil der allgemeinen Krankheitslehre macht
bei unserem Arzte ferner die bereits von Asklepiades aufgestellte
Theorie [3] von den sogenannten »consensuellen Beziehungen« aus.
Sie mußte ihm dort aushelfen, wo er den vermeintlichen »Sitz der
Krankheit« an einem anderen Orte zu finden glaubte, als ihn die
äußeren Krankheitszeichen an sich vermuten ließen. So steht nach
seiner Ansicht der Kopf (oder genauer die Hirnhaut) mit dem
Magen durch Verbindungswege (viae) in Zusammenhang [4]: gemeint
sind mit den »viae« offenbar die Nerven. Mit dieser Vorstellung
erklärt er die Abhängigkeit der Krankheitserscheinungen des Kopfes
(z. B. Kopfschmerz) von Veränderungen im Magen. Ein ähnlicher
Gedankengang liegt der Annahme zugrunde, daß durch ein »Er-
griffensein der Blase« (vesicae infectione) die Hirnhäute in Mit-
leidenschaft gezogen werden [5]. Auch zwischen den einzelnen
inneren Organen, wie Magen, Darm, Leber und Blase, besteht ein
solcher »consensus«, welcher die Erklärung dafür abgibt, daß bei
Veränderungen auch nur eines dieser Organe die anderen mit er-
kranken [6]. Schließlich nimmt C. A. auch noch »Beziehungen«
zwischen den verschiedenen äußeren Teilen (der Haut, den Gliedern)
und inneren Organen an [7]. Sie bestehen beispielsweise bei Arthritis
zwischen Niere und Gelenken. Sie dienen ihm aber nicht nur zur
Erklärung von Krankheitserscheinungen, sondern auch zur Begründung der Wirkung gewisser therapeutischer Maßnahmen [8].

Die Symptomenlehre.

Einen vortrefflichen Einblick in die ganze Denkrichtung
unseres Arztes gewährt das Betrachten seiner Auffassung von den

[1]) Vgl. chron. V, 53.
[2]) Vgl. ebenda 55 ff.
[3]) Vgl. oben S. 16.
[4]) Vgl. acut. II, 46; chron. I, 36; acut. III, 210.
[5]) chron. I, 126.
[6]) Vgl. acut. III, 140; chron. III, 69 u. ö.
[7]) Vgl. chron. V, 32, 58; II, 152 u. ö.
[8]) Vgl. acut. III, 198; chron. II, 25, 27.

Krankheitszeichen. Spricht er über diese Frage auch nirgends ausführlicher im Zusammenhang, so nimmt er doch zu ihr gelegentlich ausdrücklich eine grundsätzliche Stellung ein. Diese bedeutet[1]) einen gewaltigen Fortschritt gegenüber der ganzen vorhergehenden Medizin — soweit diese uns literatisch überliefert ist. — Der Fortschritt liegt schon allein in dem deutlichen Betonen der Zweiheit aller Krankheitszeichen. C. A. unterscheidet scharf voneinander die eigentlichen Krankheits-»Zeichen« und die »Krankheits-Symptome«. Unter den ersteren, die er als »signa« bezeichnet, will er mit Soranos diejenigen Äußerungen des Krankseins verstanden wissen, welche während des Bestandes des Krankheitsprozesses dauernd mit diesem verbunden bleiben, und aus denen allein die Art der Krankheit erkannt wird[2]). Diese eigentlichen Krankheitszeichen scheiden sich aber in zwei grundsätzlich voneinander zu trennende Hauptgruppen: die »signa communia« und die »signa specialia«. Unter den ersteren versteht Caelius alle solche Erscheinungen, welche zwar an den verschiedensten Körperteilen auftreten können, aber ihrem Wesen nach immer gleich sind; unter den letzteren die durch den leidenden Teil selbst bedingten Zeichen[3]). Aus der Zusammenfassung sämtlicher Krankheitssigna wird dann die »significatio passionis« hergeleitet[4]). Und zwar betont er besonders, daß eine solche «Bezeichnung« der Krankheit (d. h. Feststellung der Krankheitsform) »nicht durch ein oder zwei, sondern erst durch Zusammentreffen vieler Zeichen befestigt« wird[5]). Andererseits aber können die Krankheitszeichen sich sowohl auf gegenwärtige als auch auf zukünftige Zustände beziehen: d. h. sie können ebensogut eine bereits bestehende wie eine erst im Entstehen begriffene Erkrankung andeuten[6]) und sind entsprechend der Verschiedenheit ihrer Ursachen auch von zweierlei Art. Aber ganz folgerichtig dürfen sie lediglich aus »offenbaren Tatsachen« und nicht aus »dunklen« entnommen werden[7]).

---

[1]) Wenn man dabei bedenkt, daß sie im Grunde nichts andres als diejenige des Soranos ist (vgl. dazu C. A. selbst in acut. II, 176).

[2]) Vgl. acut. II, 176; I, 29 ff.

[3]) Vgl. chron. V, 93 f.

[4]) ebenda I, 33; chron. V, 105.

[5]) Vgl. acut. I, 33.

[6]) Vgl. ebenda 30 und 34.

[7]) Vgl. chron. V, 105.

Etwas ganz anderes nun als die eigentlichen »Krankheitszeichen«
sind für unseren Arzt die »Krankheitssymptome« (συμπτώματα =
accidentia)[1]). Sie haben mit dem Wesen der Krankheit selbst
nichts zu tun[2]), sie brauchen gar nicht vorhanden zu sein und
sind, wenn sie überhaupt auftreten, stets etwas »Dazukommendes«,
etwas Schwankendes und Wechselndes[3]). Sie zeigen also nicht
an, welche Art von Krankheit vorhanden ist, sie lassen vielmehr
nur die Unterschiede in der Heftigkeit des vorliegenden Leidens
und in der Eigentümlichkeit grade des einzelnen Krankheitsfalles
gegenüber anderen Fällen der gleichen Krankheit erkennen[4]).
Sie sind deshalb viel mannigfaltiger, aber auch viel unbeständiger
als die eigentlichen Krankheitszeichen[5]).

Gleich die erste Krankheitsdarstellung unseres Verfassers (die
Phrenitis) läßt das soeben Ausgeführte anschaulich erkennen. Das
dritte Kapitel dieses Abschnitts lautet: »Man erkennt die Phrenitis
aus dem ganzen Zusammentreffen der »Zeichen«. Nämlich irgendein einzelnes, wie beispielsweise die Geistesverwirrung, oder ein
bischen Fieber, zeigt noch nicht den phrenitischen Zustand an;
sondern erst wenn viele zusammentreffen, welche nichts anderes
als die (betreffende) Krankheit anzeigen können . . . . . Deshalb, wie gesagt, erkennt man die Phrenitis aus dem gleichzeitigen
Auftreten von akutem Fieber, Geistesverwirrung, kleinem und
häufigem Puls und Dazutreten von Flockenlesen und -zupfen.
Denn aus diesen Zeichen erkennt man die Art der Krankheit.
Den Unterschied dagegen in der Schwere und der Eigentümlichkeit zeigen viele andere Erscheinungen an, die sogenannten Symptome; zum Beispiel: kontinuierliches Fieber oder Halbtagfieber,
oder unregelmäßiges, das schwer an die Oberfläche des Körpers
emporsteigt; ferner Geistesverwirrung innerhalb einer Frist von
drei Tagen, oder nach dieser Frist, sei es, daß es anhaltend oder
unterbrochen ist, mit stillem Lächeln oder schallendem Lachen und
Singen, oder daß es mit Traurigkeit, Schweigen, Murmeln, Plärren,

[1]) Vgl. ebenda 71 und II, 30.

[2]) »Durch die Verschiedenheit der Symptome wird die Krankheit zwar scheinbar
verändert, ihre Art aber bleibt dieselbe (acut. II, 217).

[3]) Vgl. ebenda II, 176.

[4]) Vgl. chron. I, 35 u. ö.

[5]) Soranos (II, 5 S. 302) spricht in diesem Sinne von den »συμπτωμάτων
χαρακτῆρες διάφοροι«.

leisem Vorsichhinmurmeln, oder mit ärgerlicher Stimmung auftritt, so daß der Kranke wütend aufspringt und nur schwer zu halten und allen gegenüber jähzornig ist. Oder daß er schreit, sich selbst schlägt, oder seine und seiner Umgebung Kleider zerreißt usw. usw.« [1])

Aus den im vorstehenden gemachten Ausführungen ist ohne weiteres ersichtlich, daß C. A. die Diagnose lediglich aus den eigentlichen Krankheits-»Zeichen« herleitet.

Die Prognostik.

Eine ganz andere Unterlage hat dagegen bei ihm die Prognose. Der Sinn der Prognose ist derselbe wie im Corpus hippocraticum: Vorhersage des Krankheitsverlaufs und -ausgangs [2]). Also bezieht sie sich nicht auf die Beobachtung derjenigen Krankheitserscheinungen, die dem eigentlichen Krankheitsausbruch vorangehen [3]), sondern nur auf die im Verlaufe der Krankheit selbst auftretenden Symptome [4]).

Der Wert der Prognose ist für unseren Arzt ein doppelter — ebenso wie bei der Diagnose. Auf der einen Seite ist er mehr theoretisch, insofern nämlich der Arzt auf Grund gewisser Erscheinungen sich lediglich ein Bild von dem zukünftigen Verlauf des Krankheitsprozesses zurecht macht. Andererseits aber ist die Prognose doch auch praktisch für ihn wichtig, indem er durch Vorhersehen der Krankheitsentwicklung die Möglichkeit erhält, vorbeugend gewisse Maßnahmen zu ergreifen [5]). Schließlich benutzt er die Prognose auch noch, um die Angehörigen des Kranken auf den Ausgang der Krankheit vorzubereiten, namentlich wenn dieser voraussichtlich ungünstig ist [6]).

Naturgemäß berücksichtigt C. A. bei der Prognose beide Arten von Symptomen, sowohl die günstigen als die ungünstigen. In welcher Weise er dies tut, das zeigt u. a. eine die prognostische Bedeutung verschiedener Erscheinungen beim Empyem behandelnde

---

[1]) Vgl. acut. I, 34 ff.

[2]) Vgl. chron. IV, 112.

[3]) Vgl. oben S.

[4]) Die eigentlichen Krankheits-»Zeichen« kommen bei der Prognose gar nicht in Betracht, da sie für jede Krankheit feststehen.

[5]) Vgl. z. B. acut. I, 39 ff; 71; II, 189 f; III, 9; chron. II, 15; 139 usw.

[6]) Vgl. chron. I, 87; II, 167.

Stelle[1]). »Wenn sich Flüssigkeit um die Leber und Milz, im Bauche und in den Eingeweiden ansammelt und diese Organe dadurch geschädigt werden, so bedeutet dies Gefahr. Im allgemeinen aber sagen wir einen günstigen Ausgang bei allen Fällen von Empyem voraus, wenn nach dem Durchbruch (des Eiters) die Fiebererscheinungen aufhören, namentlich wenn dies plötzlich oder sogar an demselben Tage geschieht. Ferner wenn auch der Durst nachläßt, Verlangen nach Speise sich einstellt, der Darm funktioniert und wenig, aber verdaute Massen entleert; wenn der Eiter selbst von weißer und gleichmäßiger Farbe erscheint und mit Leichtigkeit ohne Schmerzen entleert wird, wenn er ferner nach oben ausgehustet wird, ohne heftigen Husten und die flüssigen Mengen nicht haufenweise, sondern in einzelnen Teilen entleert werden. Den schlechtesten, schwersten und tödlichen Ausgang aber sagen wir denen voraus, bei denen nach dem Durchbruch das Fieber andauernd bestehen bleibt, dabei Durst und Ekel gegen Nahrung und Durchfall besteht; wenn die Leibesentleerungen oder der Eiter selbst von galliger oder blasser Farbe ist, wenn die Ausleerungen massenhaft sind oder unter heftigem Husten die Kräfte verzehrt werden«.

Neben diesen allgemeinen äußeren Symptomen werden dann aber noch alle möglichen anderen Tatsachen prognostisch verwertet. Hierzu gehört beispielsweise bei solchen Leiden, welche in verschiedenen Körperteilen und Organen auftreten können, der jeweilige Sitz des eigentlichen Krankheitsherdes. Dieser ist nicht nur mit Bezug auf die mehr oder minder große Lebenswichtigkeit des betroffenen Teiles von Bedeutung für die Prognose, sondern auch wegen der jeweiligen Möglichkeiten einer Spontanheilung. So wird ein »Empyem« mit Neigung zum Durchbruch in den Darm verhältnismäßig günstig beurteilt[2]).

Die Diagnostik.

Was nun die Symptomatologie selbst betrifft, so ist sie bei unserem Arzte außerordentlich reich. Die Krankheitsbilder, die er zeichnet, werden von ihm zunächst stets bloß mit scharfen

[1]) Vgl. chron. V, 113 f.
[2]) Vgl. chron. V, 110 ff.

Konturen, die alles Wesentliche erkennen lassen, umrissen. — Diese Konturen sind die oben besprochenen Krankheits-»Zeichen«. — Dann aber füllt er sie mit einer Unzahl feiner und feinster Striche aus — den Symptomen —, die er bald an diese, bald an jene Stelle des Bildes setzt, die er bald sorgfältig bis ins Kleinste an einem Teile des Gemäldes ausführt, um sie dann dort wieder auszulöschen und an einem anderen Teile der Fläche anzubringen.

Dabei werden die subjektiven Symptome natürlich von den objektiven nicht grundsätzlich getrennt, sondern wie die Pinselstriche eines Bildes bunt durcheinander aufgetragen. Was die ersteren betrifft, so werden alle dem Kranken selbst zum Bewußtsein kommenden Erscheinungen von dem Arzte auf das sorgfältigste vermerkt und gewürdigt: das allgemeine Krankheitsgefühl, erhöhte Körpertemperatur, Mattigkeit, veränderte Gemütsstimmung, Schmerzen, Schwindel- und Übelkeitsgefühl, Appetitlosigkeit, Heißhunger, Durst, Zittern, Veränderungen des Sehvermögens, Ohrengeräusche und viele andere mehr. Nicht minder exakt ist die Beobachtung der objektiven Erscheinungen, deren Beschreibung eine geradezu bewundernswerte Mannigfaltigkeit zeigt: das ganze Aussehen des Kranken, sein Mienenspiel, Gesichtsausdruck, Hautfarbe, seine Haltung, sein Ernährungszustand, die Atmung, Veränderungen der Körperoberfläche, sein Gebaren, das Aussehen der Absonderungen und Ausscheidungen, dann die Temperatur des Körpers, seine Druckempfindlichkeit, etwaige Veränderungen in der Konsistenz einzelner fühlbarer Teile, die Beschaffenheit des Pulses, Geräusche über den Atmungs- oder Unterleibsorganen, der Geruch der Haut, des Harns und manches andere mehr. Eine deutliche Vorstellung, in welcher Weise Caelius ein Krankheitsbild entwirft, gibt seine Symptomatologie der »Phthisis«[1].

Was die Krankenuntersuchung anbetrifft, so wird ihr Gang zwar nirgends im Zusammenhang erörtert, er ist aber aus den Krankheitsschilderungen nichtsdestoweniger im wesentlichen zu erkennen. Namentlich kann man aus den Mitteln, mit denen er arbeitet, deutlich die drei Hauptelemente der ärztlichen Untersuchung, wie sie in einfacher und doch vorbildlicher Form schon in der hippokratischen Medizin erhalten waren, herausscheiden;

---

[1] Vgl. chron. II, 197 ff.

das Besehen, das Betasten, das Behorchen[1]). Es ist zwar
nirgends in dem Werke ausdrücklich gesagt, daß und in welcher
Weise und Reihenfolge diese drei wichtigsten Untersuchungsmethoden angewandt werden. Aber man erkennt aus der ganzen
Art der Krankheitsschilderung, daß unser Arzt dabei in wohlüber-
legter Weise zu Werke geht.

Die außerordentlich eingehende und sorgfältige Vermerkung
aller mit dem Auge wahrnehmbaren Veränderungen an dem Äußeren
des Kranken zeugt von einer ungemein scharfen Beobachtung
selbst scheinbar unbedeutender Einzelheiten und von einer scharf-
sichtigen Wertung ihrer Bedeutsamkeit für den vorliegenden Krankheitsfall. Wenn man die Darstellung der einzelnen Krankheitsbilder
bei C. A. hintereinander betrachtet und das Gemeinsame in der
Art der Wiedergabe sich vor Augen führt, so sieht man unseren
Arzt förmlich mit seinem Blick zunächst das ganze äußere Gebaren
seines Kranken umfassen. Er mustert seine Haltung[2]), namentlich
daraufhin, ob sie »contra solitam consuetudinem«[3]) ist, ob der
Patient etwa gar die Kontrolle über seine Lage im Bett verloren
hat, unwillkürlich nach unten rutscht, die Glieder in ungewöhnliche
Stellungen bringt. Er vermerkt weiter alle Arten von Bewegungen,
welche der Kranke unter normalen Umständen nicht auszuführen
pflegt, allgemeine Unruhe, Zupfen an der Bettdecke[4]), die Gebärde
des »Flockenlesens«, »Wandkratzens« und ähnliches mehr[5]). Dann
betrachtet er genau den Gesichtsausdruck des Patienten, seinen
Blick, den Glanz des Auges, Verzerrungen der Miene[6]). Der Art
der Atmung wird besondere Aufmerksamkeit zugewandt, es wird
beachtet, ob sie häufiger, flacher und schneller erfolgt, ob sie er-
schwert erscheint, ob sie ein kaum spürbares Hauchen darstellt
und vieles andere mehr[7]). Nicht minder genau wird jede Veränderung der Farbe an den verschiedensten Stellen der Körper-

---

[1]) Auch S o r a n o s selbst führt diese drei Elemente der Untersuchung »ὁρᾷν«,
»ἀκούειν«, »ἀφή« ausdrücklich an (vgl. Ed. Rose S. 173).

[2]) Vgl. acut. I, 31; II, 10, 16, 143; III, 68 ff. usw.

[3]) Vgl. acut. II, 10.

[4]) Vgl. acut. I, 35, 37.

[5]) Vgl. acut. I, 21, 34, 48 u. ö.

[6]) Vgl. acut. I, 31 f., 37; II, 143, 145, 168; III, 67; chron. II, 198; III, 3 usw.

[7]) Vgl. acut. II, 16, 92 f., 144, 167; chron. III, 2 usw.

oberfläche beobachtet: ungewöhnliche Röte ebenso wie abnormale Blässe und überhaupt alle Abweichungen[1]), Exantheme und sonstiges[2]). Auch alle Abweichungen der Körperformen werden sorgsam beachtet: nicht nur die gröberen, auf den ersten Blick sichtbaren, wie bei Hydrops, Anasarca u. ä.[3]), sondern auch mehr verborgene, wie die Auftreibung des Leibes bei Ileus[4]), Magenleiden[5]) usw. Auch der Beschaffenheit der Zunge wird viel Aufmerksamkeit zugewandt: ihre Farbe, ihre Feuchtigkeit, die Glätte oder Rauhigkeit ihrer Oberfläche, Veränderungen ihrer Form und Haltung werden genau beachtet[6]).

Als zweiter Akt der Untersuchung folgt dann die Betastung des Körpers. Sie besteht nicht nur in der einfachen Prüfung der Konsistenz gewisser Teile, ob sich beispielsweise die Muskulatur straff oder schlaff anfühlt, ob ein normales Fettpolster fühlbar ist oder nicht, sondern erstreckt sich namentlich auch auf eine Palpation der Unterleibsorgane. So stellt unser Arzt Verhärtungen der Leber, Milz[7]) und des Magens[8]) fest, er palpiert die im Darm befindlichen Wurmknäuel durch die Bauchwand hindurch[9]), er prüft die Eindrückbarkeit der Haut und des darunter gelegenen Gewebes bei Anasara und Hydrops[10]) u. a. m.

Eine besondere Art der »Betastung« wird von unserem Arzte in der Form einer einfachen »Perkussion« (concussus palmae)[11]) in einzelnen Fällen ausgeübt. Und zwar handelt es sich um die Ausführung eines Schlages mit der flachen Hand gegen den zu untersuchenden Körperteil, in der Absicht, ein Geräusch hervorzurufen, dessen Beschaffenheit gewisse Schlüsse auf den Zustand der »beklopften« Organe zuläßt. Auf diese Weise wird beispielsweise durch Beklopfen des Bauches der »tympanitische Schall« (resonus

---

[1]) Vgl. acut. III, 50; chron. III, 50, 51 usw.
[2]) Vgl. acut. III, 10.
[3]) Vgl. chron. III, 98 ff.
[4]) ebenda III, 140 ff.
[5]) „ II, 17 ff.
[6]) Vgl. acut. II, 17, 91, 144, 145, 168 usw.
[7]) Vgl. ebenda III, 49 ff.
[8]) Vgl. „ II, 17 ff.
[9]) Vgl. chron. IV, 107.
[10]) ebenda III, 105.
[11]) Vgl. chron. III, 105.

[veluti] tympani)[1]) oder das Geräusch des halbvollen Schlauches (resonus semipleni uteris) erzeugt und diagnostisch verwertet[2]).

Schließlich gehört auch noch die Feststellung der Körpertemperatur hierher. Diese wird offenbar durch einfaches Betasten der Körperoberfläche vorgenommen und erstreckt sich zwar nicht auf feinere Unterschiede, begnügt sich vielmehr im allgemeinen mit der Untersuchung, ob die Temperatur fieberhaft erhöht oder umgekehrt unter der Norm niedrig ist[3]). Manchmal wird außerdem noch darauf geachtet, ob etwa trotz im übrigen vorhandener Fieberanzeichen die Körperoberfläche noch keine erhebliche Erhitzung zeigt, und im zutreffenden Falle daraus geschlossen, daß das Fieber noch im Innern des Körpers sitze und nur schwer an dessen Oberfläche emporsteige[4]).

Auch eine einfache Form der Auskultation wird in Anwendung gebracht. Es werden nicht nur »Geräusche im Magen wie in einem halbvollen Schlauche«[5]) und das »Kollern in den Därmen«[6]), die man ohne weiteres bemerkt, beachtet, sondern auch solche Gehörserscheinungen, welche man erst bei genauerer Beobachtung wahrnehmen kann. Beispielsweise wird bei Pleuritis ein tönendes oder knarrendes Geräusch in dem erkrankten Teile[7]) festgestellt. »Rauhes Zischen in der Brust« wird unter den Zeichen der Peripneumonie vermerkt[8]). Bei der gleichen Krankheit kann auch »tönendes Knarren« beobachtet werden[9]), »Zischen oder Knarren im Thorax« bei Phthisis[10]), Asthma[11]) usw. Auch von der »Succussio Hippocratis« scheint unser Arzt unter Umständen Gebrauch zu machen. Er sagt bei der Besprechung der Symptome des Rippenfellempyems: »häufig hört man auch bei der Bewegung des Körpers gleichsam ein Geräusch wie von einer eingeschlossenen Flüssig-

---

[1]) Vgl. ebenda III, 105 f.; IV, 93.
[2]) „ „ und IV, 82.
[3]) Vgl. acut. I, 37; II, 9, 92, 165; III, 50; chron. II, 116 usw.
[4]) Vgl. acut. I, 31; II, 9.
[5]) Vgl. chron. III, 18; eventuell durch Schlag mit der Hand hervorgerufen.
[6]) ebenda.
[7]) Vgl. acut. II, 92, Vgl. III, 50.
[8]) Vgl. acut. II, 144.
[9]) ebenda 145 (ῥόγχος).
[10]) Vgl. chron. II, 198 (sibilatio vel stridor).
[11]) ebenda III, 3.

keitsansammlung«. Wenn hier auch nicht ausdrücklich gesagt ist, daß die Körperbewegung durch den Arzt absichtlich hervorgerufen wird in der für die erw. Succussio charakteristischen Weise, so liegt darin doch sicher die Beobachtung eines auskultatorischen Phänomens. Ist nun auch bei diesen Untersuchungsmethoden, bei denen wohl zweifellos der Arzt sein Ohr an den Brustkorb des Kranken anlegt, auch von einer feineren Differenzierung der wahrnehmbaren Geräusche keine Rede, so sind darin doch die Elemente der Auskultation erkennbar.

Eine der wichtigsten speziellen Untersuchungsmethoden unseres Arztes ist das Pulsfühlen. Stellt es auch nur eine besondere Form der Palpatio dar, so ist sie doch so weit ausgebildet, daß sie einen Platz für sich in der Diagnostik einnimmt. Namentlich spielt nicht selten bei der Differentialdiagnose mehrerer Krankheiten mit im übrigen sehr ähnlichen Erscheinungen der Puls eine geradezu ausschlaggebende Rolle[1]); nicht minder auch als Richtschnur für die spezielle Therapie[2]). Wenn nun auch nirgends in dem Werke geradezu etwas über die Art der Pulsuntersuchung gesagt ist, so ist doch mit Sicherheit anzunehmen, daß es sich um das noch heute übliche Fühlen des Radialpulses handelt.

Auch für die Zuweisung der einzelnen Krankheitsformen zu einer der »Kommunitäten« scheint der Puls von großer Bedeutung zu sein. Unmittelbar ist diese Tatsache zwar nur aus wenigen Stellen zu entnehmen[3]), wo von einem bestimmten Pulse die Rede ist, »welcher durch seinen Stoß den Zustand der Spannung kennzeichnet« (pulsus .... suo percussu pressuram significans). Mittelbar aber geht dies daraus hervor, daß bei der Zeichnung des Krankheitsbildes, und zwar sowohl bei der Aufstellung der eigentlichen »Signa« wie auch der »Symptomata«, die Beschaffenheit des Pulses fast stets an hervorragender Stelle erläutert wird[4]).

Die Beobachtung des Pulses geschieht nun nach verschiedenen Gesichtspunkten: je nach der Gleichmäßigkeit oder Ungleichmäßigkeit der einzelnen Pulsphasen untereinander wird zunächst ein

---

[1]) Vgl. z. B. acut. II, 75 auch II, 20; chron. I, 149; chron. II, 90.
[2]) z. B. acut. II, 204; I, 86 ff.
[3]) Vgl. acut. II, 92 (vgl. auch II, 8).
[4]) Vgl. z. B. acut. I, 31, 34, 38; II, 8, 11, 13, 68. 144; III, 8, 141; chron. I, 6 usw. usw.

»pulsus ordinatus« und ein »pulsus inordinatus« oder »inaequalis«[1]) unterschieden. Insbesondere wird noch von einem »pulsus intercapedinatus«[2]) geredet, wenn er zeitweise ganz aussetzt. Häuft sich das Aussetzen des Pulses, so wird er als »coacervatim interiens«[3]) bezeichnet. Sodann wird vor allem die Zahl der Pulsschläge in einem bestimmten Zeitraum beobachtet: je nachdem sie schnell oder langsam aufeinander folgen, wird von einem »pulsus celer, creber, velox« oder umgekehrt von einem »pulsus tardus, rarus, piger«[4]) gesprochen. Vielleicht werden sogar diese drei gegensätzlichen Pulsarten noch feiner untereinander geschieden; wenn dies auch nicht mit Sicherheit aus unserer Schrift hervorgeht. Ferner kommt die Stärke des Pulsschlages in Betracht. Und in dieser Hinsicht wird auf der einen Seite ein »pulsus magnus« und ein pulsus parvus«[5]) getrennt, und zwar offenbar nach dem Gefühl einer größeren oder kleineren Hebung des fühlenden Fingers. Auch von einem »pulsus humilis« und entgegengesetzt »pulsus altus oder erectus« ist nicht selten die Rede, wahrscheinlich in dem gleichen Sinne wie von einem großen oder kleinen Puls[6]). Je nach der Empfindung der stärkeren oder schwächeren Füllung der palpierten Arterie wird auf der andren Seite ein »pulsus plenus« von einem »pulsus inanis«[7]) geschieden.

Neben diesen wohl als Normaltypen zu bezeichnenden Pulsarten werden nun noch verschiedene besondere Formen gelegentlich beobachtet: z. B. kann ein Puls gleichzeitig »leer« (inanus) und doch »aufgeblasen« (inflatus) sein[8]). Dieser scheinbare Widerspruch erklärt sich m. E. so, daß dabei die Arterie zwar leer von Blut, aber gefüllt mit Pneuma gedacht ist. Von der umgekehrten Vorstellung scheint die Bezeichnung des Pulses als »feucht« (humectus)[9]) auszugehen. Schließlich wären als besondere Pulsformen

---

[1]) Vgl. acut. II, 11 und 93.
[2]) ebenda II, 11 (auch »pulsus deficiens« z. B. acut. II, 21 und 93.
[3]) ebenda II, 20.
[4]) Vgl. acut. II, 3, 8, 16, 20, 73, 92, 144; III, 8; chron. I, 149 u. ö.
[5]) Vgl. acut. I, 34; II, 8, 11, 13, 16, 20; chron. I, 64, 149 u. ö.
[6]) Vgl. acut. I, 31; II, 68, 69, 196 usw.
[7]) Vgl. acut. II, 8, 13, 68, 73 usw.
[8]) Vgl. z. B. acut. II, 13 (s. auch II, 16).
[9]) Vgl. acut. II, 69.

noch der »pulsus febricitans«[1]), der »pulsus formicabilis«[2]), der »pulsus malignus«[3]) usw. zu nennen.

Die Pulslehre unsres Arztes stellt sich — wie aus den soeben gemachten Ausführungen ersichtlich ist — durchaus nicht als ein fein ansgebildetes System dar, als welches es z. B. bei Galenos[4]) uns entgegentritt. Sie ist vielmehr, wie bei der ganzen Richtung des Caelius auch nicht anders erwartet werden kann, auf das notwendige Maß eingeengt, wie sie der Arzt in der Praxis verwenden kann.

Neben diesen drei hauptsächlichen Untersuchungsmethoden sind nun noch eine ganze Anzahl besonderer verwandt. Sie dienen beispielsweise zur diagnostischen Verwertung der verschiedenen Absonderungen und Ausscheidungen des Organismus. Abgesehen davon, daß der Speichel, der Stuhl, der Schweiß, der erbrochene Mageninhalt usw. auf ihre Farbe, Zusammensetzung, Konsistenz, Geruch usw. geprüft werden[5]), sind die Untersuchung des Sputums und des Harns geradezu als Methoden ausgebildet.

Es wird beim Sputum nicht nur das charakteristische Verhalten bei den einzelnen Krankheiten untersucht, sondern es werden auch die Veränderungen genau verfolgt, welche es in den einzelnen Stadien einer Krankheit erleidet: wie beispielsweise bei der Pleuritis der zunächst schaumige Auswurf in blutig gefärbten, dann in gallfarbigen und schließlich eitrigen übergeht[6]); wie aber diese Eigenschaften auch mancherlei Abweichungen erfahren können[7]). Auch die Bedeutung des Geruchs und Geschmacks der Sputa wird gewürdigt[8]). Zur Unterscheidung eines eitrigen Sputums von wirklichem Eiter — einer differential-diagnostisch sehr wichtigen Frage — wird der Auswurf mit Wasser vermischt. Löst er sich darin, so handelt es sich um eitervermengtes Sputum, wenn nicht, so ist es wirklicher Eiter[9]).

---

[1]) Vgl. acut. II, 63.
[2])   II, 145 und chron. II, 198.
[3])   „   „   III, 114.
[4]) Galen, ουνόψις περὶ σφυγμῶν (Kühn, IX, 431 ff.) u. ö.
[5]) Vgl. acut. II, 18, 145, 167, 186, 189 f.; chron. III, 15, 19 usw.
[6]) Vgl. acut. II, 91 f.
[7]) ebenda II, 93 f.
[8])   „   II, 94; chron. II, 197 u. ö.
[9]) ebenda.

Zur Entscheidung der Frage, ob das ausgehustete Sputum nur aus Schleim und Eiter bestehe, oder ob ihm auch Gewebsbestandteile der Lunge (fibrae pulmonis) beigemengt sind, bedient sich unser Arzt einer zweifachen Probe. Die eine besteht darin, daß er das Sputum auf glühenden Kohlen verbrennt. Entsteht dabei ein übler Geruch, so schließt er, daß dieser von »aufgelösten Fleischbestandteilen« (ex defluxione carnis) herrühre, andernfalls aber der Auswurf nur »natürlichen« Schleim und Eiter enthalte. Dem gleichen Zwecke dient eine Art Probe auf das spezifische Gewicht des Sputums. Es wird in Wasser geschüttet und dabei beobachtet, ob es darin untersinkt oder nicht. Die daraus gezogenen Schlüsse entsprechen denen der anderen Probe [1]).

Eine noch wichtigere Rolle kommt der Untersuchung des Urins zu. Fast bei jeder Krankheit wird der Harn auf das sorgfältigste in bezug auf seine Menge, seine Konsistenz, seine Farbe, seine Gleichmäßigkeit usw. beobachtet [2]). Auch die Art der Entleerung, ob schnell oder langsam, leicht oder schwer, wird genau beachtet. Verhaltung des Urins wird ebensowohl wie umgekehrt unwillkürliche Entleerung gewürdigt [3]). Besonders sorgfältig und eingehend wird natürlich der Harn bei allen Erkrankungen der Harnwege untersucht. Hierbei wird neben den schon genannten Eigenschaften namentlich auch danach gesehen, ob etwa der Urin abnormale Beimengungen, wie Eiter, Blut oder Sedimente (sedamina), z. B. sandige oder steinige, enthalte [4]). Aus diesen Beobachtungen werden dann Schlüsse auf die Beschaffenheit der Nieren, Harnleiter und der Blase gezogen. Beispielsweise wird ein öliger, gleichsam fettiger Urin als auf einer »fettigen Auslösung der Nieren« (renum fluor pingnis) beruhend aufgefaßt [5]).

Weitere besondere Untersuchungsmethoden kommen nur bei bestimmten Krankheitsformen zur Anwendung, z. B. den Erkrankungen des Nervensystems und den Gehirnleiden. Neben der einfachen Beobachtung gewisser, allgemeiner Erscheinungen, wie Lähmungen, Krämpfe, Gefühllosigkeit [6]), die ohne weiteres dem

[1]) Vgl. chron. II, 198 ff.
[2]) Vgl. acut. I, 31, 37; II, 15, 92; chron. III, 50 usw.
[3]) Vgl. acut. II, 17 f., 24 usw.
[4]) Vgl. chron. V, 55 ff., 60.
[5]) ebenda V, 62 f.
[6]) Vgl. acut. III, 51 ff., chron. II, 1 f., 87 usw.

Auge des Arztes erkennbar sind, werden andere, mehr verborgene Symptome erst mit Hilfe geeigneter Proben festgestellt. Hierhin gehören die Gefühlsprüfungen, wie sie bei Paralysis[1], Catalepsis[2], Apoplexia[3] u. a. vorgenommen wurden, und zwar durch Berühren der fraglichen Körperteile mit kalten und warmen Gegenständen oder durch Stechen oder Zufügen anderer normalerweise schmerzhafter Berührungen[4]. Also eine Prüfung der Wärme- und Schmerzempfindung. Einem ähnlichen Zwecke dienen Proben, durch welche unser Arzt die Reaktion des Kranken auf die Reizung seiner Geruchs- und Geschmacksnerven untersucht[5]. Er bedient sich dabei sowohl angenehm wie auch unangenehm riechender und schmeckender Stoffe. Nicht selten wird auch in besonderer Weise die geistige Reaktion auf gewisse absichtlich zu diesem Zweck herbeigeführte Eindrücke geprüft[6]. Ferner läßt unser Arzt bei gewissen Krankheitserscheinungen (z. B. Paralyse) den Kranken bestimmte Worte aussprechen und achtet dabei genau darauf, ob die dabei sich zeigenden Sprechstörungen auf peripheren Lähmungen der Zungenmuskeln oder auf »einer anderen Ursache« (gemeint ist eine zentrale) beruhen[7].

Untersuchungen der Beweglichkeit einzelner Körperteile werden vor allem bei Paralysis vorgenommen. Sie erstrecken sich nicht nur auf die Extremitäten, sondern auch auf einzelne Muskelgruppen, wie diejenigen der Augenbrauen, der Lider, der Augen, der Zunge u. a. m.[8]. Bei der Untersuchung der letzteren wird sogar genau die Lähmung der gesamten Zunge von partieller unterschieden und der Einfluß auf die Sprachbildung nicht minder als auf den Schlingakt gewürdigt[9].

Wenn mit den besprochenen nun auch nicht sämtliche Formen der ärztlichen Untersuchung bei Caelius erschöpft sind, so erhält man doch ein ungefähres Bild davon, wie der sorgfältigen Symptomatologie ein nicht minder durchgearbeitetes diagnostisches System entspricht.

[1] Vgl. chron. II, 1.
[2] ebenda II, 87 ff.
[3] Vgl. acut. III, 51.
[4] Vgl. ebenda.
[5] Vgl. acut. II, 71; chron. II, 7, 88 u. ö.
[6] Vgl. chron. II, 87.
[7] Vgl. acut. I, 38; chron II, 6.
[8] Vgl. chron. II, 1 ff.
[9] ebenda II, 6 f.

VII. Allgemeine therapeutische Grundsätze.

Die Therapie unsres Arztes baut sich auf seiner Indikationenlehre auf: die allgemeine Therapie auf der Theorie von den Haupt-
kommunitäten, die spezielle Therapie auf den besonderen Kommunitäten. Wie bereits oben[1]) kurz gesagt wurde, ist bei Caelius
ähnlich wie bei Thessalos und im Gegensatz zu dem Begründer
der ganzen Lehre Themison der ursprüngliche Begriff der Kommunität in den der Indikation übergegangen, wenn von ihm auch
in der Regel der ursprüngliche Terminus »κοινότης« beibehalten
wird[2]). Daneben spricht er häufiger ebenso wie Thessalos von
einer »intentio« oder »attentio«[3]), womit das griechische Wort
»ἔνδειξις«[4]) übersetzt wird. Und daß C. A. mit diesen Lehren unmittelbar auf denen des Thessalos fußt, das zeigt der Gebrauch
der gleichen Bezeichnung »ἔνδειξις (= intentio) κοινοτήτων«[5]). Die
Indikationen sind aber die eigentliche Grundlage seines ganzen
therapeutischen Systems und »es ist keine Behandlung möglich
wenn man nicht auf den offensichtlichen Indikationen fußt«[6]).

Die erste therapeutische Aufgabe des Arztes besteht nach
Caelius demnach in der Feststellung der Hauptindikationen.
Er geht von dem Gedanken aus, daß bei den verschiedenen Krankheiten zunächst die ihnen gemeinsamen Erscheinungen in Betracht
zu ziehen seien[7]). »Denn alle Heilmittel sind allen Körperteilen
gemeinsam, wenn diese von einer ähnlichen Krankheit befallen
sind. Und ihre Wirkungen regeln sich nicht nach der Beschaffenheit des leidenden Teils, sondern sind durch die Art des Leidens

---

¹) Vgl. oben 49 ff.
²) z. B. acut. III, 136; chron I, 83; II, 146 ff.
³) z. B. acut. II, 48; III, 146; chron. II, 146 ff.
⁴) Vgl. oben S. 49 ff.
⁵) s. chron. III, 67.
⁶) Vgl. acut. III, 91.
⁷) Vgl. z. B. acut. II, 148; I, 53; chron. II, 212; V, 94 usw.

bedingt und richten sich nach der Weise derselben« [1]). Deshalb beginnt bei jeder Krankheit der therapeutische Abschnitt mit der Zuweisung derselben zu einem der »Status«. Aus dessen Fixierung ergeben sich dann ganz von selbst bestimmte durchgängige allgemeine Behandlungsgrundsätze, welche, unabhängig von der individuellen Lage des einzelnen Falles, allein schon durch die Zugehörigkeit der Krankheit zu dem betreffenden »Status« bedingt sind. M. a. W.: die eigentlichen »Signa passionis« [2]) geben die Grundlage für die erste Hauptindikation.

Das oberste therapeutische Prinzip unsres Arztes lautet demnach: Bekämpfung des vorherrschenden Status, wobei in der Regel nach dem Satze »contraria contrariis« verfahren wird [3]). Hieraus ergibt sich als erste Aufgabe nach Feststellung eines Status strictus, einen Heilplan aufzustellen, durch welchen man die erhöhte Spannung der Gewebe mildert; bei Status laxus hat man umgekehrt durch Spannung erzeugende Maßnahmen die krankhafte Schlaffheit der Gewebe zu bekämpfen. Liegt aber ein Status mixtus vor, so hat man die »drängenderen Erscheinungen« in erster Linie in Betracht zu ziehen (urgentiora conicienda) [4]).

Dieses Schema wird von unserem Arzte mit einer großen Konsequenz durchgeführt; aber doch nicht ohne Beobachtung vernunftgemäßer Ausnahmen. So zieht er z. B. bei Krankheiten wie Wurmleiden u. ä. sehr wohl den allgemeinen Zustand in Betracht, indem er entsprechende allgemeine Indikationen aufstellt. Dabei aber wendet er doch auch ganz zpezifische Mittel an, welche unmittelbar auf eine Tötung und Abtreibung der Parasiten abzielen [5]).

Seine Konsequenz zeigt Caelius vor allem darin, daß bei ihm die allgemeinen therapeutischen Mittel, mit denen er die Behandlung gewöhnlich einleitet, bei den verschiedensten Krankheitsformen — wenn sie nur dem gleichen Status untergeordnet werden —

---

[1]) Vgl. chron. III, 62.
[2]) s. oben S. 60 ff.; insbesondere auch acut. I, 52.
[3]) Wenn dieses Motto auch nirgends wörtlich aufgestellt (höchstens in der Wahl des Ausdrucks — z. B. chron. II, 162 — »contraria qualitas«) ist, so leuchtet es als klarer Grundsatz doch überall durch.
[4]) Vgl. chron. III, 36.
[5]) Vgl. chron. IV, 120 ff.

außerordentlich gleichartig sind[1]). Damit ist aber durchaus nicht gesagt, daß dem Schema zuliebe der vernünftigen Überlegung Gewalt angetan würde. Im Gegenteil: dort, wo aus bestimmten Erwägungen die an sich indizierte Grundbehandlung unsrem Arzte unangemessen erscheint, durchbricht er mit Bewußtsein seine Prinzipien, freilich nicht ohne ausdrückliche Begründung seines Vorgehens[2].)

Die zweite Hauptindikation beruht auf der Trennung der Krankheiten in akute und chronische[3]). Unser Arzt geht dabei von dem bereits oben[4]) kurz erwähnten Gesichtspunkt aus, daß die akuten Krankheiten unter günstigen Umständen auch von selbst, ohne Zutun des Arztes heilen können und leitet daraus die Indikation her, welche wir mit modernem Ausdruck als »exspektatives Verfahren« bezeichnen würden. Er selbst versteht darunter eine Behandlung, welche sich fern hält von der Anwendung »schwererer Maßnahmen« (graves materiae)[4]) und sich vielmehr darauf beschränkt, »mit einfachen Mitteln zu kurieren« (simplicibus curanda virtutibus[5]).

Gerade die umgekehrte Indikation ergibt sich bei den chronischen Krankheiten. Ihr Wesen sieht Caelius ja darin, daß durch die lange Dauer des Leidens Veränderungen vom Körper Besitz ergreifen (corpora possederint), welche »weder durch die Natur, noch durch einen glücklichen Zufall (neque natura neque fortuna) verschwinden, vielmehr stets das Eingreifen des erfahrenen Arztes erfordern« (medici peritiam poscunt)[6]).

Da er aber die chronischen Krankheiten ihrem ganzen Wesen nach nicht als ebenso einheitlich auffaßt wie die akuten, so hat er für ihre Therapie folgerichtigerweise auch nicht so einheitliche Grundsätze. Die »Höhepunkte« der chronischen Krankheiten, die sogenannten »Anfälle« (superpositio)[7]) unterliegen bis zu einem gewissen Grade ähnlichen Indikationen wie die akuten Krankheiten,

---

[1]) Vgl. z. B. die Übereinstimmung der ersten Angaben bei den therapeutischen Abschnitten der akuten Krankheiten.

[2]) Eines der besten Beispiele dafür bietet acut I, 61 ff.

[3]) Vgl. acut. III, 146.

[4]) ebenda III, 47.

[5]) ebenda.

[6]) Vgl. Praefat. ad. Libr. chronic. morb. 2.

[7]) Vgl. oben S. 55.

namentlich dem Prinzip »Contraria contrariis«. Das Stadium der »Milderung« dagegen (lenimentum) und die Rekonvaleszenz ergeben erst die für die chronischen Krankheiten charakteristischen Heilanzeigen[1]).

So mannigfach also im einzelnen auch die verschiedenen Formen chronischer Krankheiten sind, so ergibt die soeben gekennzeichnete Betrachtung für unsren Arzt für das Stadium der »Milderung« stets die gemeinsame Indikation der »Umstimmung« des gesamten Organismus (recorporatio $= \mu\varepsilon\tau\alpha\sigma\acute{\nu}\gamma\varkappa\varrho\iota\sigma\iota\varsigma$)[2]). Dieser Grundsatz aber fordert, genau umgekehrt wie bei den akuten Krankheiten, ein energisches Eingreifen des Arztes; und ein solches wird auch in der Tat von ihm bei allen chronischen Krankheiten mit großer Konsequenz durchgeführt.

Freilich auch hier wieder nicht mit starrem Schematismus. Diesen vermeidet er durch Aufstellung weiterer Indikationen, die aber den Hauptindikationen untergeordnet sind (subjacentes[3]). Solche weiteren Indikationen ergeben sich aus der Beobachtung der Krankheitsstadien, und werden deshalb von ihm auch geradezu als »temporalia coenoteta« bezeichnet[4]). Das tritt natürlich schärfer als bei den chronischen bei den akuten Krankheiten hervor; aus dem einfachen Grunde, weil die Stadieneinteilung bei den letzteren viel deutlicher und exakter durchgeführt ist[5]). Im Vorstadium der Krankheit (initium) verhält sich unser Arzt vollkommen abwartend. Die Behandlung setzt erst ein, wenn die Kranken »in die Krankheit« eingetreten sind, und durch Aufnahme der Krankheitssigna die Zuweisung zu einem der »Status« erfolgt ist[6]). Auch in diesem Stadium wird von allen eingreifenderen Maßnahmen abgesehen, vielmehr werden nur allgemeine Anordnungen über Lagerung des Kranken, Herrichtung des Bettes, Diät, einfache äußere Mittel u. ä. m. getroffen. Auch während der beiden folgenden Stadien, demjenigen des Anstiegs und des Stillstandes, hält unser Arzt im allgemeinen keine stärkere Einwirkung auf den Körper für an-

---

[1]) Vgl. chron. III, 21.
[2]) Vgl. acut. III, 47; chron. I, 96; III, 21 usw.
[3]) Vgl. ebenda.
[4]) Vgl. chron. II, 202.
[5]) Vgl. oben S. 52 ff.
[6]) Vgl. z. B. acut II, 79.

gezeigt, seine Verordnungen bestehen zu einem erheblichen Teile in dem Verbot aller angreifenden Dinge, Regelung der Nahrungs- aufnahme usw., daneben höchstens noch in ganz vorsichtiger Weise angewandt, einige allgemeine Maßnahmen, wie namentlich ein leichter Aderlaß u. ä.

In mehr aktiver Weise greift er erst dann ein, wenn die Krankheit überwunden, aber der Körper durch dieselbe geschwächt ist; vor allem wird der Kranke zur Hebung seiner Kräfte syste- matisch von der flüssigen Diät zu einer mehr festen und nährenden zurückgeführt; Bäder, Einreibungen u. a. m. werden zur Unter- stützung herangezogen und die ganze Behandlung bis in die Rekonvaleszenz hinein sorgfältig angeordnet.

Bei den chronischen Krankheiten dagegen ergeben sich, ab- gesehen von der bereits erwähnten Hauptindikation, auch durch die andere Auffassung der »Stadien« völlig abweichende Prin- zipien. Freilich erfordert ein jeder einzelne »Anfall« bei den chronischen Krankheiten eine ganz ähnliche Reihe von Indikationen wie die akute Krankheit in ihrem Gesamtverlaufe[1]. Aber die typische Indikation der chronischen Leiden bezieht sich nicht auf diese Stadien der »accessiones«, sondern vor allem auf die Zeit der »intervalla«[2]. Und da diese scheinbar krankheitsfreien Zwischen- räume nach der Auffassung des Caelius sich dadurch kennzeichnen, daß in Wirklichkeit der gesamte Organismus in seinem Verhalten verändert ist, so erwächst für ihn daraus die Anzeige, die Inter- valle zu einer vollkommenen Umstimmung, er nennt dies einmal[3] »corporis novatio«, des Körpers durch einen sogenannten »cyclus recorporativus«[4] (= μετασυγκριτικός[5]) zu benutzen. Damit ist für ihn die Aufgabe der »curatio« erfüllt. Da aber die Rekonvaleszenz bei den chronischen Krankheiten besonders sorgfältig beobachtet und geradezu wie ein letztes Stadium derselben aufgefaßt wird,

---

[1]) Vgl. oben S. 52 ff.

[2]) Ganz ausdrücklich betont ebenso Soranos (II, 15. S. 311): »Gegen die »Anfälle« (ἐπιϑέσεις) muß man die gleiche Behandlung anwenden (wie gegen die ent- sprechende akute Krankheit); in den Intervallen (διαλείμματα) aber muß man zuerst die »Stärkungskur« (ἀναληπτική) .... und als zweite die »umstimmende Kur« (μετασυγ- κριτική) anwenden.« Ebenso II, 88 S. 378.

[3]) Vgl. acut. II, 40.

[4]) Vgl. z. B. chron. II, 47, 112 usw.

[5]) Ebenda II, 49; I, 35 u. ö.

so wird für sie auch eine besondere Indikation entnommen, welche in der Regel in der Form eines sogenannten »cyclus resumptivus« [1] ausgeführt wird. Alle diese Indikationen führen stets zu einer »allgemeinen Behandlungsnorm« (regula generalis), welche allerdings sehr oft gleichzeitig auch allerlei besondere Krankheitssymptome mit umfaßt[2]). Denn die zu weit führende Beobachtung der »accidentia« verwirft er ausdrücklich[3]).

Hiermit sind die Hauptindikationen erschöpft. Denn — wie nur ganz kurz zu erwähnen ist — ist die, theoretisch anerkannte — Trennung der Krankheiten in solche, welche vorwiegend diätetisch, solche, die pharmazeutisch und solche, welche chirurgisch zu behandeln sind, praktisch nicht so streng durchgeführt, daß daraus grundsätzliche Indikationen entnommen werden[4]). Vielmehr sind gewöhnlich die drei Behandlungsarten eng miteinander vereinigt und verzwickt und beruhen oft auf den gleichen Indikationen[5]).

In der Regel treten nun der »allgemein indizierten« Therapie noch weitere therapeutische Maßnahmen unterstützend zur Seite. Sie erfordern dann aber besondere Indikationen (specialis apprehensio = intentio[6]). Diese weiteren Indikationen sind ebenso zahlreich und nicht minder mannigfaltig als die Krankheitssymptome, auf denen sie beruhen. m. a. W.: alle besonderen Indikationen führen bei C. A. zur symptomatischen Behandlung.

Der Grund ist ohne weiteres klar. Alle Leiden, welche er auf eine Hauptbeteiligung eines bestimmten Organs zurückführte, wie Leber-, Nieren- u. ä. Krankheiten würden an sich keinerlei spezifische Therapie gestatten. Die Praxis aber zeigte unserem Arzte ohne weiteres die Wirksamkeit einer solchen. Und so sah er sich gezwungen, sie in irgendeiner Weise seiner Indikationenlehre unterzuordnen. Dies bewerkstelligte er durch einen kleinen Kunstgriff, indem er die durch den eigentlichen Krankheitssitz bedingten Erscheinungen lediglich als Symptome wertete[7]). Der

---

[1]) Vgl. chron. II, 47.
[2]) chron. III, 73.
[3]) Vgl. chron. II, 108 ff.
[4]) Vgl. chron. II, 146 ff. und 202. S. auch Soranos I, 2.
[5]) Vgl. ebenda.
[6]) Vgl. acut. II, 148.
[7]) Vgl. chron. III, 67; V, 59.

Wert dieser spezifischen Behandlung wird nun von Caelius durchaus richtig eingeschätzt. Das zeigt sich schon daraus, daß er sie
stets der allgemeinen Behandlung nachfolgen läßt. Er drückt es
aber auch direkt aus, indem er sagt: »(neben der den Krankheitszustand selbst und unmittelbar angreifenden Behandlung) billigen
wir die Anwendung gewisser Mittel zum Zweck der Beseitigung
der sogenannten Krankheitssymptome, obgleich sie (die Mittel)
offenbar nicht imstande sind, den ganzen Krankheitszustand zu
beseitigen. Gewisse andere wiederum, obgleich sie durch sich selbst
keinerlei Heilwirkung haben, aber wohl den Körper oder den
leidenden Teil für andere Heilmittel vorbereiten, so daß er dann
leicht die günstige Wirkung annimmt«[1]). Auch fordert er ausdrücklich, daß die symptomatische Behandlung mit der allgemeinen
kongruent zu gehen habe (cum generali curatione congrua)[2]).

In welcher Weise die symptomatische Behandlung wirkt und
wodurch sie sich als berechtigt erweist, führt er bei dem Bauch-
stich aus: »Aber die Paracentese hat auch für sich allein eine
sehr große Heilwirkung. Denn durch die Entziehung (der Flüssigkeit) verringert sie die Anfüllung, die Spannung und die Atemnot und bereitet so die leidenden Teile für die Anwendung der
(eigentlichen) Heilmittel vor. Denn die Einreibungen oder durch
andere Zuführung angewandten Mittel könnten sonst nicht mit wirklichem Erfolge bis zu den inneren Teilen oder den leidenden Organen
eindringen, weil das Peritoneum von der äußeren Haut durch die
dazwischen befindliche Flüssigkeit zu weit entfernt ist. Wenn
aber diese zwischenliegende Flüssigkeit entfernt ist und so das
Eindringen (der Heilmittel) gestattet, so dringen diese leicht bis
zu den Teilen ein, für die sie bestimmt sind.«

Nur in diesem Sinne hat auch für unsren Arzt die Lokal-
therapie eine Bedeutung[3]). Er will mit ihr nicht die Krankheit
selbst treffen, sondern nur einen Körperteil angreifen, an dem sich
neben den vorherrschenden allgemeinen Krankheitserscheinungen
auch örtliche Symptome bemerkbar machen[4]).

---

[1]) chron. III, 130 f.; vgl. auch acut. II, 30.

[2]) Vgl. chron. III, 71; V, 59.

[3]) Vgl. acut. II, 148, 183, 187; III, 40; chron. III, 62; II, 212 usw. S. auch
oben S. 55 f.

[4]) Vgl. an den gleichen Stellen; daneben auch acut. I, 55; chron. III, 51.

Wie er in einem solchen Falle vorgeht, daß zeigt seine Behandlung der »tumores« an verschiedenen Körperteilen. Zuerst
erörtert er die allgemein gültige Therapie für den »tumor« überhaupt. Sodann erst die besondere Behandlung je nach dem Sitze
der Veränderung[1]. Dabei aber betont er immer wieder[2], daß
nicht die Verschiedenheit des kranken Ortes das Entscheidende
sei, sondern die Art der krankhaften Veränderung selbst und ver-
weist damit ausdrücklich die spezifische Therapie an die zweite
Stelle. Und er betont auch an einer Stelle[3] ausdrücklich, daß
nicht die Verschiedenheit des kranken Ortes das Entscheidende
sei, sondern die Art der krankhaften Veränderung selbst.

Im übrigen sind die besonderen Indikationen — wie bereits
gesagt wurde — ebenso mannigfaltig, als die Symptome, aus
denen sie sich ergeben. Sie beruhen erstens auf gewissen patho-
logisch-anatomischen Tatsachen, z. B. dem Zustande äußerer oder
innerer Geschwüre, die, je nachdem sie frisch, eitrig, oder in der
Vernarbung begriffen sind, ganz verschiedene Behandlungen indi-
zieren[4]. Andere solche Tatsachen sind innere Blutungen[5] u. a. m.
Wo Caelius bei der Beobachtung von Einzelerscheinungen die
Grenze zieht, das zeigen u. a. zwei Stellen seines Werkes. Die
eine, in welcher er die Indikationen der Magenleiden behandelt[6]:
»Thessalus« — sagt er — »hat die Behandlung der Magen-
erschlaffung von derjenigen der Magenaufblähung getrennt. Wir
aber unterwerfen alle diese Erscheinungen einer gemeinsamen
Indikation, indem wir die Aufblähung oder die infolge Schwellung
entstandene Verhärtung dem Status strictus unterordnen; den Ekel
aber gegen Speisen und den verdorbenen Magen beiden Kommunitäten.« An der andren Stelle[7] dagegen will er »die Schwellungen
mit Linderungsmitteln mildern, die übermäßig absondernden Teile
straffen, Schmutziges reinigen, Hohles ausfüllen und eben Gemachtes
zur Vernarbung bringen«. Sodann aber beruhen vor allem eine
ganze Menge von Indikationen auf dem Bestreben des Arztes, dem

---

[1]) Vgl. chron. V, 115 f., 120 ff.
[2]) Vgl. z. B. chron. II, 147 ff.
[3]) Vgl. chron. II, 147 ff.
[4]) Vgl. z. B. chron. II, 202 ff.
[5]) chron. II, 145 ff.
[6]) Vgl. chron. IV, 13.
[7]) Vgl. chron. IV, 3.

Kranken Linderung zu verschaffen, sei es, seine Schmerzen durch analgetische Mittel zu bekämpfen, oder Hustenreiz, Juckreiz, Durstgefühl u. ä. zu mildern, oder überhaupt auf seinen ganzen psychischen Zustand günstig einzuwirken [1]).

Einzelne Behandlungsgrundsätze außerhalb der eigentlichen Indikationen.

Neben den eigentlichen Indikationen werden nun von unserm Arzte noch eine Reihe andrer therapeutischer Grundsätze aufgestellt und befolgt. Hierhin gehört die Forderung, bei der Behandlung die individuellen Verschiedenheiten der einzelnen Kranken zu berücksichtigen, z. B. bezüglich ihres Alters, Berufs, ihrer Bildung und anderer derartiger Momente mehr [2]). Ein weiterer, wenn auch nicht ausdrücklich ausgesprochener, so doch in der Tat immer angewandter Grundsatz besteht in der Vorliebe des Caelius für die Anwendung natürlicher Heilfaktoren, welche er geradezu als »naturalis materia« bezeichnet [3]). Diese drückt sich einmal darin aus, daß er verschiedentlich auf die Überflüssigkeit und den Schaden allzuvieler und namentlich komplizierter Arzneien hinweist; denn »es sei besser, mit einfachen und gewöhnlichen Dingen zu behandeln« [4]). Sodann aber zeigt sich die erw. Vorliebe besonders deutlich in der Sorgfalt, welche er auf die Regelung der Diät verwendet. Diese Sorgfalt bezieht sich nicht nur auf solche Leiden, bei denen ohne weiteres der Zusammenhang mit dem ganzen Körper erkennbar ist, sondern nicht minder auch bei rein lokalen Krankheiten wie z. B. bei Ohrenschmerzen, Läusesucht u. a. m. [5])

Schließlich gehört hierher noch die Einteilung der Behandlung nach bestimmten Fristen, die auf der Lehre von den sog. Dreitagsfristen (διάτριτος) beruhten. Diese Lehre hatte bei ihrem

---

[1]) Ein gutes Beispiel dafür, wie solche Reihen von besonderen Indikationen den Hauptindikationen angefügt werden, gibt u. a. chron. II, 27 ff.

[2]) Vgl. acut. II, 128; chron. I, 77 ff., 163 ff., III, 109 usw.

[3]) Vgl. chron. III, 112.

[4]) Vgl. chron. II, 177; III, 37, 61, 82.

[5]) Vgl. chron. II, 66 ff., IV, 15 u. ö. Natürlich hängt dies mit seiner ganzen Auffassung auch der Lokalleiden als allgemein bedingter zusammen.

Begründer Themison[1]) und seinen Anhängern eine wichtige Rolle
gespielt und diesen Leuten geradezu den Namen »διατριτάριοι«
eingebracht. Sie hatte bei ihnen zu einer völlig schematischen
Teilung jeder Therapie in Zeiträume von je drei Tagen und dem
Vielfachen davon[2]) geführt und die Art der Behandlung in vollkommene Abhängigkeit von diesem theoretischen Zahlengebäude
gebracht. Das hatte aber zur Folge gehabt, daß über dieser
künstlichen Schablone die natürliche Scheidung nach den Stadien
der Krankheit gänzlich vernachlässigt wurde. Ein solches mecha-
nisches Verfahren verwirft unser Arzt entschieden[3]). Wenn er
aber trotzdem mit den Dreitagsfristen arbeitet, so haben diese bei
ihm eine ganz andere Bedeutung; bei den akuten Krankheiten
dienen sie als einfache Zeitangaben, denen keinerlei Einfluß auf
die Abwicklung der Therapie zukommt[4]). Anstatt der drei Tage
könnten ebensogut längere oder kürzere Fristen stehen. Das gleiche
gilt im Grunde auch für die chronischen Krankheiten. Wenn man
bei deren Therapie auch manchmal zunächst den Eindruck hat, als
ob gerade die Dreizahl eine gewisse Bedeutung habe, so ist dies
doch nur vereinzelt der Fall. Das zeigen gelegentliche, diese Auffassung ablehnende Bemerkungen[5]) und das nicht seltene Vorkommen andrer, weniger eng begrenzter Fristen[6]). Alle diese Anzeichen sind zwar, genau betrachtet, Durchbrechungen seiner Grundsätze, ergeben sich ihm aber aus der Praxis als notwendige Ergän-
zungen der teilweise zu engen und schematischen Theorie.

---

[1]) Vgl. chron. II, 58.

[2]) Genau genommen wurde eine Mehrheit von Dreitagsfristen so berechnet, daß
der letzte Tag der vorangehenden Frist gleichzeitig der erste Tag der folgenden Frist
war. Also umfaßten zwei Diatritoi fünf Tage, drei Diatritoi waren sieben Tage usw.
Vgl. Cael. Aurel. chron. II, 157.

[3]) chron. I, 81; II, 58, 157 usw.

[4]) Vgl. acut. III, 58; II, 32; III, 12 usw.

[5]) z. B. chron. II, 58, 157 u. ö.

[6]) ebenda I, 100: I, 22 ff.

VIII. Die Therapie.

Die äußeren Bedingungen der Behandlung.

Unter den Behandlungsmaßnahmen selbst stehen stets an erster Stelle eine Reihe immer wiederkehrender Anordnungen über die äußeren Bedingungen, unter welche der Kranke zu bringen ist. Das ist natürlich kein Zufall. Um so weniger, als bei keiner andren medizinischen Schule des Altertums entsprechende Vorschriften bestehen. Bei unserm Arzte hängen sie eng zusammen mit seiner Indikationen-Lehre einerseits und andrerseits seiner bereits gekennzeichneten Neigung zur vorzugsweisen Benutzung der natürlichen und einfachen Hilfemittel. Die aus der Feststellung des Krankheitsstatus gewonnene Haupt-Indikation forderte dessen Bekämpfung nach dem Grundsatz »contraria contrariis«. Die einfachsten zu diesem Zwecke zur Verfügung stehenden Mittel bestanden in folgendem: da — wie Caelius[1]) angibt — »in erster Linie die Örtlichkeit den Behandlungen anzupassen ist«, so hat man, wenn es sich um einen Zustand krankhaft erhöhter Spannung handelt, den Kranken in einem möglichst abgelegenen, ruhigen, nicht zu engen Raume unterzubringen. Dieser soll durch hohe Fenster erleuchtet und mäßig warm sein; kurzum alle Eigenschaften haben, welche spannungmildernd wirken. Das Lager soll deshalb weich aber mit warmen dicken Decken versehen sein. Umgekehrt wird das Fehlen aller solcher Umstände gefordert, welche geeignet sein können, die bestehende Spannung zu erhöhen. Hierhin gehören: zu helle Farbe der Wände und Decken, Bilder, welche die Phantasie erregen und ähnliches mehr[2]).

---

[1]) acut. I, 58 ff. Absichtlich sind grade diese Ausführungen bei der zuerst behandelten Krankheit ausführlicher gehalten, damit an späteren Stellen des Werkes nur darauf verwiesen (vgl. acut. II, 79; III, 198;) oder doch nur kürzer eingegangen zu werden braucht.

[2]) Vgl. acut. II, 26, 79, 103; III, 58, 75, 126, 146 usw.; chron. I, 6, 155 usw.

Die entgegengesetzten Vorschriften werden gegeben, wenn es sich um einen Zustand abnormer Schlaffheit handelt. In diesem Falle soll man den Kranken in einem ziemlich dunklen, kühlen Raume unterbringen und ihn nur mit dünnen Decken zudecken; das Bett aber darf nicht zu weich sein[1]).

Daneben bestehen noch eine große Anzahl von Anordnungen, die teils nur für besondere Fälle, teils aber auch mehr allgemeine Gültigkeit haben. So wird beispielsweise frische Luft als wichtige Bedingung gefordert[2]). Um der Luft eine besondere Eigenschaft zu verleihen, wird der Boden mit kühlem Wasser besprengt[3]), oder es werden wohlriechende Stoffe gestreut[4]). Unter Umständen aber müssen diese grade vermieden werden[5]). Um dem Kranken Kühlung zu verschaffen, werden Fächer verwandt[6]).

Da bei der überwiegenden Mehrzahl der Krankheiten Bettruhe angeordnet ist, so wird der Lagerung des Kranken — wie schon angedeutet — besondere Aufmerksamkeit geschenkt. Abgesehen von der Herrichtung des Bettes selbst wird seine Stellung gegenüber der Tür und den Festern in Betracht gezogen. Bei manchen Leiden soll sie so sein, daß der Patient die eintretenden Personen nicht ohne weiteres sieht[7]). Erhöhte Lagerung wird häufiger vorgeschrieben[8]); auch die Möglichkeit des Umbettens soll vorhanden sein[9]). Ferner wird oft auf der einen Seite vollkommene Ruhe für den Kranken verlangt, auf der andren aber soll man ihn — namentlich im ersten Stadium einer akuten Krankheit — künstlich wach halten[10]). Auch auf eine richtige Auswahl des Pflegepersonals ist Bedacht zu nehmen[11]), und zwar nicht nur bezüglich ihrer praktischen Fähigkeiten sondern vor allem wegen des psychischen Einflusses auf den Kranken. »Die Diener müssen«

---

[1]) Vgl. acut. I, 60; II, 191, 193 ff. usw.
[2]) Vgl. acut. I, 83; II, 192.
[3]) ebenda.
[4]) Vgl. acut. II, 71, 193, 205; chron. 150 u. ö.
[5]) Vgl. acut. III, 75.
[6]) Vgl. acut. II, 192.
[7]) z. B. chron. I, 155.
[8]) z. B. chron. II, 149; III, 11.
[9]) Vgl. acut. II, 27, 194.
[10]) Vgl. acut. III, 12; I, 64, 126, 146 u. ö.
[11]) Vgl. acut. I, 26, 80 u. ö.

— so sagt Caelius[1]) bei der Behandlung der Hydrophobie —
»auch durchaus tauglich sein. Erstens müssen sie schweigsam
sein und nicht geneigt, Geschichten zu erzählen; aber sie müssen
auf die Worte des Kranken eingehen und zwar so antworten,
daß sie nachgiebig und ohne allen Widerspruch ihn durch Zu-
stimmung beschwichtigen. Sie müssen dem Kranken seine Vorstellungen, welche durch Sinnestäuschungen hervorgerufen werden,
unmerklich ausreden und unglaubhaft machen«[2]).

Psychische Behandlung.

Die Berücksichtigung des Geisteszustandes der Patienten
wird von unsrem Arzte als eine hervorragend wichtige Aufgabe
betrachtet. Nicht nur, daß er mit ihm als einem wesentlichen
Faktor theoretisch rechnet, sondern er sucht ihn durch praktische
Maßnahmen überall, wo es ihm von therapeutischem Wert zu sein
scheint, in geeigneter Weise zu beeinflussen. Das geht so weit,
daß er unmittelbar neben die »Behandlung des Körpers« (corporis
officium) die »Seelen-Kur« (cura animorum) stellt[3]) und deren
günstige Wirkung nicht nur bei Geisteskrankheiten, sondern auch bei
rein körperlichen Leiden hoch anschlägt. Eine derartige psychische Behandlung hat den Zweck, den Geist zu erleichtern (animi
laxatio) und sie geschieht durch Vorführen scherzhafter oder ver-
gnüglicher Dinge, wobei aber Abwechslung und Anpassung an
den einzelnen Fall erforderlich ist[4]), sie vermag mittelbar auch
auf den Körper einzuwirken und zur Herstellung der Gesundheit
mitzuhelfen[5]).

Im einzelnen bestehen die psychischen Maßnahmen vor allem
in der Fernhaltung aller Einflüsse, welche die Geistesbeschaffen-
heit des Kranken irgendwie ungünstig beeinflussen könnten.
Demnach soll, wie schon erwähnt wurde, in der Auswahl des
Pflegepersonals sorgfältig verfahren werden. Dieses soll namentlich vermeiden, durch seine Worte den Kranken an seine Leiden
zu erinnern[6]), auch soll es sich hüten, durch Erzählungen von Ge-

[1]) Vgl. acut. III, 129.
[2]) Vgl. chron. I, 156 f.
[3]) Vgl. acut. II, 195.
[4]) Vgl. chron. I, 21.
[5]) Vgl. chron. I. 95; III, 118 u. ö.
[6]) z. B. acut. III, 126 ff.; chron. III, 79 u. ö.

schichten ihn irgendwie aufzuregen[1]). Unter Umständen muß auch auf die Fernhaltung aller solcher Besucher geachtet werden, welche schädlich auf die Psyche des Leidenden wirken könnten; z. B. bei Satyriasis, wo alle die Sinnlichkeit erregende Personen — beiderlei Geschlechts — fernzuhalten sind[2]). Ferner ist in besonderen Fällen auf gewisse Äußerlichkeiten Rücksicht zu nehmen, wie die Farbe der Wände und Bettdecken. Diese sollen beispielsweise bei an inneren Blutungen Leidenden nicht rot sein, um sie nicht an ihre Krankheit zu erinnern[3]).

Auch aktiv müssen die Pflegepersonen auf den Kranken zu wirken suchen. Je nach seinem Geisteszustand sollen sie ihm bald zustimmen, bald dagegen ihm seine Gedanken auszureden versuchen. Es wird überhaupt in dieser Hinsicht von der Bedienung viel Takt und Geschick gefordert[4]).

Alle diese Vorschriften gelten selbstverständlich für den Arzt gleichfalls[5]). Dieser soll aber außerdem noch mit Bewußtsein und systematisch die Psyche seiner Patienten beeinflussen. Als wichtigster Grundsatz in dieser Hinsicht gilt die Erfrischnng des Geistes[6]) der Kranken durch freundliches Wesen, Scherzen, Spielen[7]) u. ä. m., und diese wird geradezu als »das stärkste Heilmittel« (maximum adjutorium)[8]) bezeichnet, weil es gleichzeitig auf den Körper und den Geist eine heilende Wirkung ausübe[9]).

Dabei soll der Arzt aber nicht schematisch verfahren, sondern er soll die Verschiedenheit des Geisteszustandes in Betracht ziehen, namentlich bei psychischen Störungen[10]). Bei diesen ist geradezu eine Geistesgymnastik vorgeschrieben. Durch Stellen von Fragen, Anregung zum Disputieren, Vorlesen von Schriften oder Erzählungen soll die darniederliegende Geisteskraft gehoben werden[11]).

---

[1]) Vgl. acut. III, 129; chron. III, 30 u. ö.
[2]) ebenda III, 180.
[3]) chron. II, 151.
[4]) z. B. chron. I, 156.
[5]) Vgl. acut. I, 63 ff.
[6]) Vgl. chron. I, 21, 44 u. ö.
[7]) chron. I, 165.
[8]) ebenda III, 79.
[9]) ebenda I, 95.
[10]) Vgl. chron. I, 160.
[11]) ebenda I, 163 ff.

Doch ist dabei Rücksicht zu nehmen auf den Bildungsgrad des Kranken: mit einem Bauern soll man von Landwirtschaft, mit einem Schiffer von Seefahrt reden und mit einem ganz dummen Menschen von den einfachsten Dingen, oder, wo auch dies schwierig ist, statt dessen mit ihm Würfel spielen[1]). Auch auf die Moral des Kranken muß der Arzt gelegentlich einzuwirken suchen; so, wenn er es mit einem Päderasten zu tun hat[2]).

Diätetische Behandlung[3]).

Eine herrschende Rolle in der Therapie unsres Arztes nimmt — wie bereits oben kurz angedeutet wurde — die Diätetik ein. Und zwar Diätetik im weiteren Sinne. Denn die Alten verstanden darunter nicht nur die Regelung der Nahrungsaufnahme allein, sondern, der ursprünglichen Bedeutung des Wortes entsprechend, den gesamten Inhalt der auf die Regelung der Lebensweise bezüglichen Vorschriften und Maßnahmen.

In erster Linie meint unser Arzt freilich mit Diät die »regulae ciborum«[4]). Entsprechend der Scheidung zwischen akuten und chronischen Krankheiten sind auch die Diätvorschriften in mancher Hinsicht verschieden. Doch bestehen gewisse allgemeine Grundsätze, welche für sämtliche Erkrankungsformen Gültigkeit haben. Hierhin gehört in erster Linie die überall deutlich hervortretende Trennung der Diätvorschriften in solche, welche lediglich der Aufrechterhaltung oder Wiedergewinnung der Körperkräfte dienen sollen und in solche, welche eine Heilwirkung, eine Beeinflussung des Krankheitsvorgangs oder einzelner Symptome bezwecken.

Bei der Anwendung der ersteren, die man als reine Diätvorschriften im engeren Sinne bezeichnen kann, beobachtet unser Arzt verschiedene Grundregeln, welche mit den hauptsächlichen Indikationen zusammenhängen. Zu diesen zählt in erster Linie, daß bei einem Zustande von abnormer Spannung eine geringe Nahrungsaufnahme, bei Erschlaffungszuständen dagegen eine reich-

---

[1]) Vgl. chron. I, 165.
[2]) ebenda IV, 133.
[3]) Über die diätetischen Mittel und Stoffe selbst soll gelegentlich der Behandlung der Materia medica gesprochen werden.
[4]) Vgl. acut. III, 135, 172.

liche angezeigt sei [1]). Ein andres wichtiges Prinzip besteht in der sorgfältigen Beobachtung der Krankheitsstadien bei der Regelung der Diät. In dieser Hinsicht unterscheidet er vollkommene Enthaltung von Nahrungsaufnahme (abstinentia) [2]), einfache Kost (cibus simplex) [3]), mittlere Kost (cibus medius) [4]) und abwechslungsreiche Kost (cibus varius) [5]).

Von sonstigen diätetischen Grundsätzen wäre noch zu erwähnen, daß Caelius durchaus nicht pedantisch die aufgestellten Grundregeln unter allen Umständen durchführen läßt, vielmehr durchaus auf die Individualität des Kranken Rücksicht nehmen läßt. Das zeigt sich darin, daß er ausdrücklich verlangt, man müsse den Widerwillen des Patienten gegen gewisse Speisen in Betracht ziehen, auch wenn diese an sich durch den Krankheitszustand angezeigt seien [6]). Andererseits allerdings glaubt er manchmal verpflichtet zu sein, den Kranken über die ihm dargereichte Nahrung zu täuschen, wenn dieser nämlich infolge seiner Geistesverfassung ohne vernünftigen Grund bestimmte Speisen verweigere [7]).

Die Regelung der Diät bei akuten Krankheiten geschieht bei unsrem Arzte in folgender Weise: im ersten Stadium wird — gleichgültig, ob die vorhandenen Erscheinungen auf einen Status strictus oder laxus hindeuten — grundsätzlich vollkommene Enthaltsamkeit von Speisen verlangt [8]). Es ist lediglich die Aufnahme mäßiger Mengen von Wasser oder Wassermet (mulsum [9]), d. h. Wasser mit etwas Honig, gestattet. Letzteres offenbar in der Absicht, eine leicht abführende Wirkung zu erzielen [10]). Die Menge und die Temperatur der Flüssigkeit richtet sich nach den besonderen Umständen. Eine Ausnahme von dieser Regel ist nur dann gestattet, wenn die Körperkräfte dringend nach Nahrung ver-

---

[1]) Vgl. acut. I, 85: »convenit enim civi parvitas densitati, ut econtrario solutioni plurimus convenit cibus«.

[2]) Vgl. z. B. acut. II, 79, 103, 149; III, 95 usw.

[3]) Vgl. acut. I, 73; II, 207 usw.

[4]) Vgl. acut. II, 212.

[5]) Vgl. acut. I, 97; II, 32; chron. V, 37, 39 usw.

[6]) Vgl. acut. II, 150, 210, 215.

[7]) ebenda I, 81.

[8]) Vgl. acut. II, 79, 103, 149 usw.

[9]) ebenda II, 28, 110, 149 usw.

[10]) Vgl. unten S. 89.

langen[1]). Die Zeit, während welcher die »Abstinenz« durchgeführt wird, ist entsprechend der Verschiedenheit der Krankheit und des Zustandes des Kranken wechselnd, ist aber häufiger auf die ersten drei Tage beschränkt[2]).

Auch solange die Krankheit sich im Zustand des Anstiegs und des Stillstandes befindet, wird die Nahrungsaufnahme auf das äußerste beschränkt. Es tritt an die Stelle der vollkommenen Abstinenz eine »einfache Diät«. Hierunter versteht Caelius im wesentlichen nur ganz leichte (levis, digestibilis), trink- oder schlürfbare (bibilis, sorbilis), flüssige (succulentus) Speisen in geringen Mengen (parvus), die nebenbei noch eine gewisse abführende Wirkung haben (laxativus)[3]). Auf dem Höhepunkt der Krankheit selbst soll sogar, wenn die Kräfte des Patienten es zulassen, nur ein um den andren Tag Nahrung gereicht werden[4]).

Was die »einfache Diät« selbst betrifft, so sucht unser Arzt bei aller Vorsicht sie doch einigermaßen abwechslungsreich zu gestalten. Die Grundlage bilden in der Regel dünne Schleimsuppen aus dem Mehl von Hafer, Weizen oder Gerste. Sie werden entweder nur mit Wasser zubereitet, oder mit Wassermet verkocht. Um sie schmackhafter zu machen, wird unter Umständen ganz wenig Honig, Dill und Salz hinzugesetzt[5]). Wenn der Kranke Widerwillen gegen die ausschließliche Suppen-Diät bekommt, so darf man ihm statt dessen einen dünnen Brei aus den genannten Mehlsorten bereiten[6]). Auch in warmem Wasser eingeweichtes Brot ist dann gestattet. Und schließlich werden auch Eier als »Schlürfei« (ovum sorbile) oder in weichgekochter Form erlaubt[7]). Bei dieser einfachen Diät soll aber die Hauptindikation nicht außer acht gelassen werden: so ist beispielsweise bei Status strictus der Reis wegen seiner zusammenziehenden Eigenschaft zu vermeiden[8]).

Erst wenn der Höhepunkt der Krankheit überschritten ist,

---

[1]) z. B. acut. II, 79; III, 75 usw.
[2]) Vgl. acut. II, 149; III, 75 u. ö.
[3]) Vgl. acut. I, 73; II, 28, 105, 110, 150, 207 f.; III, 77 usw.
[4]) Vgl. z. B. acut. II, 109, 150 u. ö.
[5]) Vgl. acut. I, 73; II, 105 f., 110, 150; III, 77 usw.
[6]) ebenda II, 106.
[7]) Vgl. acut. II, 110, 150.
[8]) ebenda II, 150.

darf von der geschilderten Diät abgegangen werden. Doch muß
einerseits der richtige Zeitpunkt hierfür vorsichtig abgewartet[1])
und der Übergang zu kräftigeren, schwereren und reichlicheren
Speisen nur ganz allmählich vollzogen werden. Das geschieht
nach unsres Arztes Meinung am besten, wenn man »in die einfachen Speisen eine Abwechslung bringt«[2]), dadurch daß man
diese selbst beibehält, sie nur etwas weniger flüssig zubereitet, in
größerer Menge und statt ein um den andren Tag täglich verab-
reicht[3]).

Wenn der Abfall der Krankheit sicher feststeht (confirmata
declinatione oder certissima decl.)[4]), dann soll auch die Nahrungsaufnahme nach Menge und Schwere allmählich gesteigert werden[5]).
Zu diesem Zwecke wird die bisherige Diät beibehalten und nur
zu den leichten Breisuppen u. ä. nunmehr auch »mittlere Kost«
(medius cibus[6]), mediae materiae[7]) pulmenta = $\mu \acute{e} \sigma \eta$ $\mathring{v} \lambda \eta$) hinzugefügt. Unter diesen versteht der Autor beispielswelse Fische
mit trockenem, d. h. nicht fettem Fleisch, namentlich solche, die
auf steinigem Grunde leben (pisces saxatiles), Gehirn, Gemüse,
aber nur milde wie Mangold und Malve[8]). Dabei ist aber stets
ein gewisses Verhältnis zwischen der Menge der Speisen und
ihrer Nahrhaftigkeit zu beobachten, »so daß, wenn man viel gibt
dieses weniger Nährwert haben darf, wenn man aber wenig gibt,
der Nährwert größer sein soll«[9]). Außerdem verlangt Caelius,
daß nicht eher neue Speise dem Kranken gereicht werde, bis er
die vorhergegebene Mahlzeit verdaut habe. Weshalb es besser
sei, häufiger und wenig zu verabreichen, als durch einmalige
größere Mengen den Magen des Kranken zu beschweren[10]). Als
weitere Regel läßt er ferner die Nahrung »so verabreichen, daß
sie innerhalb des mäßigen Krankheitszustandes der »dimissio«

---

[1]) Vgl. acut. II, 207 u. ö.
[2]) ebenda I, 92: »varietatem de simplicibus facere«.
[3]) acut. I, 92; II, 208 f.; III, 81 usw.
[4]) acut. I, 93; II, 32 usw.
[5]) »cibi augenda quantitas«, »humaniores cibi« usw. Vgl. acut. I, 92; III, 82 usw.
[6]) Vgl. acut. II, 212.
[7]) ebenda I, 93, 95.
[8]) acut. I, 93.
[9]) ebenda.
[10]) acut. II, 213.

verdaut werde, und die nächstfolgende Steigerung nichts Über-
flüssiges (d. h. Unverdautes) mehr vorfinde«[1]).

Entsprechend der weiteren Zunahme der Kräfte sind dann
auch die Speisen zu vermehren. Das nächste, was an nahrhafteren
Dingen neben den bereits erlaubten Dingen gestattet wird, ist
zartes Geflügelfleisch, wie Kramtsvögel, junge Hühnchen und
Tauben, Rebhühner, Haselhühner u. a. m. Voraussetzung aber ist,
daß das Fleisch »weder schwer verdaulich, noch fett, noch übel-
riechend, sondern vielmehr leicht verdaulich, dabei nahrhaft und
geeignet zur Hebung der gesunkenen Körperkräfte sei«. Deshalb
wird von dem genannten Geflügel das Brustfleisch, und zwar das
innere, unmittelbar auf dem Knochen sitzende, bevorzugt[2]). Auch
Füße, Maul und Ohren von Säugetieren sind gestattet.

Von nicht geringer Wichtigkeit ist auch die Art der Zu-
bereitung des Fleisches. Und wo dieselbe in besonderer Weise
zu erfolgen hat, schiebt Caelius deshalb auch gelegentlich ein
Kochrezept ein. Z. B. sagt er über die Zubereitung des Ge-
flügels[3]): Sie sind entweder in geeigneter Weise zu kochen oder
mäßig zu braten, so daß sie nicht zu trocken werden und die
Verdauung erschweren. Manchmal muß man auch bei diesem
Geflügel die Brust mit Myrtenzweigen füllen und dann verschließen.
Dann kocht man sie mäßig, bestreut und bedeckt sie sodann mit
Mehl und brät sie auf heißer Asche gar.«

Auch anderes Fleisch soll zunächst gekocht und dann sorgfältig mit wenig Öl, Wasser, Dill und Salz weiter hergerichtet
werden. Alle absonderlichen und schweren Zubereitungen werden
verworfen. Wünscht der Kranke durchaus gebratenes Fleisch,
so soll es vorher gekocht werden[4]). Dazu darf etwas leichtes
Obst sowohl in gekochtem als auch in rohem Zustande gegeben
werden: z. B. Apfel, Birne, Mispel, Trauben usw.[5]).

Im weiteren Verlaufe wird dann auch derberes Fleisch erlaubt, namentlich »von solchen Teilen, welche durch häufige Bewegung geübt werden« (und daher muskulöser sind). Z. B. vom

---

[1]) acut. I, 94.
[2]) ebenda II, 209.
[3]) Vgl. chron. IV, 69.
[4]) ebenda II, 209.
[5]) ebenda II, 208.

Schenkel des Schweins[1]) oder von der Lende der Ziege oder Hammelfleisch u. ä. m. Ferner verschiedene Seefische, wie Barbe, Meerwolf, auch Krabben, Muscheln, Austern u. a.[2]). An Gemüsen werden gestattet: Endivie, Wegerich. Spargel[3]). Erst, wenn der ganze Krankheitsprozeß abgelaufen ist, wird Wein gegeben, und zwar zunächst nur leichter, schließlich aber auch schwererer[4]).

Die Diätvorschriften bei den chronischen Krankheiten lehnen sich an diejenigen der akuten insofern an, als die einzelnen »accessiones« der ersteren in ähnlicher Weise behandelt werden, wie die letzteren als Ganzes genommen. Dieselbe Steigerung, von der »abstinentia cibi« beginnend, über die »simplex cibatio« zu den »varii cibi« hier wie dort. Dagegen werden die Intervalle der chronischen Leiden ganz besonderen diätetischen Verordnungen unterworfen. Sie stehen unter dem bereits oben[5]) erwähnten doppelten Grundsatz: einmal die durch die lange Dauer der Krankheit heruntergekommenen Körperkräfte zu heben, sodann aber die in dem Organismus eingenisteten Veränderungen durch »Umstimmung« zu beseitigen. Diesem Zwecke dienen — wie gleichfalls schon kurz gesagt wurde — besondere »Kuren«, bei denen die Diät nur einen Teil der Vorschriften ausmacht. Es soll deshalb das nähere darüber weiter unten behandelt werden[6]).

Körperbewegung.

Entsprechend seiner Vorliebe für die Verwendung einfacher und natürlicher Heilmittel nimmt die Körperbewegung in den verschiedensten Formen und unter den mannigfaltigsten Bedingungen einen sehr breiten Raum in der Therapie des Caelius ein. Man merkt deutlich, daß diese Seite der »physikalischen« Behandlung seit Asklepiades[7]) entschieden weiter ausgebaut worden ist. Die grundsätzliche Scheidung dieses Arztes in die »aktiven« und »passiven« Bewegungen ist beibehalten worden.

---

[1]) Vgl. chron. I, 94.
[2]) ebenda II, 209 f.
[3]) ebenda II, 210.
[4]) ebenda II, 153, 210 f.
[5]) Vgl. oben S. 77.
[6]) Vgl. unten S. 128.
[7]) Vgl. oben S. 15 ff.

Die ersteren kommen natürlich bei akuten Krankheiten ausschließlich in der Rekonvaleszenz und bei den chronischen vorwiegend
in den von »Anfällen«[1]) freien Intervallen in Betracht. Ihre einfachste Form ist der »Spaziergang« (deambulatio)[2]), für dessen
Ausführung unter Umständen genaue Vorschriften gegeben werden.
Z. B. soll der Epileptiker, je nach dem Wetter, an einem · mehr
oder weniger hellen Orte spazieren gehen, und zwar auf einem
möglichst geraden Wege, ohne viel Windungen, um nicht dadurch
Schwindelgefühl hervorzurufen.

Als wirksameres Mittel treten dann die eigentlichen Körperübungen hinzu[3]). Sie sollen stets dem einzelnen Falle, namentlich
den noch vorhandenen Körperkräften (pro virium quantitate) und
dem Ernährungszustande angepaßt sein und dienen ausgesprochener-
weise in der Regel nicht der Erhöhung des Gewichts, sondern
der Kräftigung des Körpers (fortitudo corporis), seiner Befähigung,
Anstrengungen zu ertragen[4]). Dementsprechend sind sie auch nur
allmählich und unter Beobachtung genauer Regeln zu steigern[5]).
Gewöhnlich wird ihre Art genau angegeben: sei es, daß es sich
um Bewegungen des ganzen Körpers handelt, oder nur um einzelne
Muskelgruppen. Zu den ersteren zählt namentlich das Laufen,
Rudern, Reiten[6]) und Schwimmen, aber auch in modernem Sinne
sportliche Betätigungen, wie Ballspiel u. ä. Das schnellere Gehen
(celer gressus), der einfache Lauf (cursus) wird nur selten anemp-
fohlen und dann gewöhnlich mit gleichzeitigen Armbewegungen
verbunden (humerorum additus motus)[7]). Das Rudern (naviculae
exercitium)[8]) verfolgt den Zweck, mit der körperlichen Bewegung
gleichzeitig den Aufenthalt in frischer Luft zu verbinden. Es
wird, da es ziemlich hohe Anforderungen an den Körper stellt,
ausschließlich bei bereits gekräftigtem Organismus verordnet. Dieses
gilt auch vom Schwimmen (natatio)[9]), bei dem eine gleichzeitige

---

[1]) Vgl. oben S. 55.
[2]) Vgl. chron. I, 92; II, 195; III, 8.
[3]) Vgl. chron. I, 168.
[4]) Vgl. chron. I, 112.
[5]) Vgl. z. B. chron. V, 133 ff.
[6]) Vgl. chron. V, 132.
[7]) Vgl. chron. IV, 101; V, 133.
[8]) Vgl. chron. III, 89.
[9]) Vgl. chron. III, 89; I, 42, 112; III, 45 u. ö.

Einwirkung der Körperbewegung und des Wassers angestrebt wird. Caelius unterscheidet deshalb ausdrücklich das Schwimmen in Süßwasser (usus aquarum naturalium) von demjenigen in Meerwasser (natatio maritima)[1]) oder besonderen Mineralwässern[2]) (natatio aquarum sua virtute medentium). Er widerrät dabei aber das Schwimmen unter freiem Himmel wegen der ungleichmäßigen Temperierung des Körpers (inaequalitatem corporis), die dabei unvermeidlich sei, indem nämlich der herausragende Kopf sich nicht in gleicher Weise abkühle wie der übrige Körper[3]). Als besondere Körperübung wird dann das Ballspiel (sphaerae lusus) empfohlen, und zwar offenbar als eine milde Form der Bewegung[4]). Kräftigere Bewegungen werden als »Wälzübungen« (volutatio) in der Palaestra unter Anleitung eines besonderen Lehrers empfohlen; ferner Fechtübungen sowie überhaupt Übungen zu zweien[5]): ferner Übungen mit dem Stoßball[6]) oder auch mit sogenannten Halteren[7]), einer Art von Hanteln. Und zwar sollen diese gewöhnlich erst als leichte hölzerne, sodann mit einer kleinen Bleieinlage und allmählich immer schwerer benutzt werden[8]). Und überhaupt die mannigfachen Übungen in der Palaestra (exercitationes variae palaestrarum)[9]).

Die Übungen einzelner Muskeln, Muskelgruppen oder bestimmter Körperteile geschehen stets nach genau festgelegten Indikationen und treten in jedem Fall den allgemeinen Anordnungen unterstützend zur Seite. Ihr Hanptgebiet sind die Lähmungen, und zwar sowohl diejenigen, welche, wie Caelius sagt, »nur einen Teil befallen, als auch mehrere Teile oder auch den ganzen Körper . sowohl solche, welche mit Krampfzuständen (conductione) einhergehen, als auch diejenigen, welche mit Erschlaffung (extensione) verbunden sind« [10]). Also vor allem die mannigfaltigen

---

[1]) Vgl. chron. III, 45.
[2]) Vgl. chron. V, 77.
[3]) Vgl. chron. I, 42.
[4]) Vgl. chron. II, 2 f.; IV, 101; V, 134.
[5]) chron. V, 133.
[6]) chron. III, 88.
[7]) Vgl. chron. II, 43; V, 38.
[8]) Vgl. chron. V, 38.
[9]) Vgl. z. B. chron. III, 45.
[10]) Vgl. chron. II, 2 f.

Formen der »Paralysis«. Bei diesen »muß man«, wie unser Arzt ausführt[1]), »die einzelnen von dem Leiden ergriffenen Teile zu ihrer normalen Bewegung zurückführen. Zum Beispiel die (gelähmte) Braue durch Heben und Senken, das Lid durch Schließen und Öffnen, die Zunge durch Vorstrecken und Zurückziehen. Solche Anordnungen hat man den Kranken zu erteilen Wenn die Kiefergegenden und die den Lippen benachbarten Teile von der Krankkeit befallen sind, so muß man (den Kranken) auch Mastix zu kauen geben. Oder man läßt sie kräftig auf Wachs beißen, bald auch Stückchen vom Pfriemenkraut[2]) oder, beim weiteren Fortschreiten, auch Lindenholztäfelchen. Denn durch eine gewisse Abwechslung mit jenen einzelnen Mitteln kann man die (gelähmten) Teile sich besser üben lassen.« In besonderer Weise werden solche Übungen dann ausgeführt, wenn es sich um Muskelgruppen handelt, welche bestimmte Organe versorgen. Das beste Beispiel für das Vorgehen unsres Arztes in einem solchen Falle bietet sein Verfahren bei der Stimmlähmung[3]). »Man muß die Kranken ermahnen, das Sprechen zu versuchen, wenn sie dies gar nicht mehr können, auch muß man ihnen zureden, daß sie das, was sie nicht hervorbringen können, (wenigstens) mit geistiger Sammlung überlegen; denn häufig bringt der oben (im Gehirn) formende Geist das, was die Kranken in dem Willen zu reden geistig erfaßt haben, in Form von Sprache heraus, wenn die Beweglichkeit wieder erlangt ist. Unter Umständen muß man sie anweisen, zunächst nur die Aussprache eines einzigen Buchstaben zu versuchen besonders aber Vokale, damit ,nicht durch die Schwierigkeit des Klanges bei vielen Buchstaben die Stimmorgane eher verschlossen als zur Norm zurückgebracht werden. Wenn sie sie dann richtig aussprechen können, gibt man ihnen Worte welche aus vielen Vokalen zusammengesetzt sind, z. B. »Paean« und ähnliche. Dann lassen wir sie Zahlen ausrufen und schließlich gibt man ihnen etwas zum Vorlesen oder zum freien Sprechen.«

Neben diesen, dem besonderen Zwecke der Stimmlähmung dienenden Stimmübungen (ἀναφώνησις) dienen solche ohne nähere Angaben dem Caelius ganz allgemein als eines der zahlreichen

---

[1]) Vgl. chron. II, 40 ff.

[2]) Eine Pflanze, deren Stengel sehr zähe sind.

[3]) Vgl. chron. II, 41 f.

Mittel, die, namentlich in der Rekonvaleszenz zur Kräftigung des
Körpers verwandt werden. Sie werden in zweierlei Weise ausgeführt: entweder als einfaches lautes Lesen (lectio) oder als wirkliche Stimmübung im engeren Sinne (vocis exercitium)[1]. In
letzterem Falle finden sie oft unter Anleitung eines besonderen
Lehrers unter gleichzeitiger Vornahme allgemeiner Körperübungen
statt und verfolgen den Zweck, zu vermeiden, daß der Kranke
»den Atem zurückhält[2]«, aber wohl auch, daß er das richtige Maß
der Bewegungen ausführt, um durch dieselben nicht etwa mehr
Schaden als Nutzen zu stiften.

Bei allen diesen Übungen sollen nun die Kranken »wenn
es eben möglich ist, durch sich selbst die erkrankten Teile durch
Streck- und Beugebewegungen üben, wenn dies aber nicht geht,
dann auf den Antrieb andrer hin. Dabei soll man sie aber doch
ermahnen, daß sie die Übungen nicht bloß mit Hilfe der fremden
Bewegungen ausführen, sondern sich dabei auch mit ihren eignen
anstrengen «[3].

Während die bisher besprochenen Bewegungen ohne besondere Apparate ausgeführt werden, sind solche für bestimmte
Zwecke zur Erreichung des Heilzieles unentbehrlich und werden
von Caelius auch benutzt. Welcher Einrichtungen er sich dabei
bedient und wie dieselben angewandt werden, zeigt seine Schilderung
der Behandlung von Lähmung der unteren Extremitäten[4]. »Um
eine gewisse Mannigfaltigkeit der Bewegung zu erzielen« — führt
er aus — »sind die leidenden Teile nach den Regeln der Kunst
in folgender Weise zu bewegen: bei dem liegenden Kranken wird
eine Binde an den Beinen befestigt. Das eine der Enden führt
man über eine von der Decke herabhängende Rolle. Dann läßt
man es bald durch einen Diener bald durch den Kranken selbst
halten, der, nachdem man ihm die Art der Bewegung gezeigt hat,
abwechselnd durch Anziehen der Binde die Beine hebt und sie
wieder herunterläßt. Aber wenn man nicht nur einfache Hebungen
und Senkungen ausführen will, sondern die von der Paralyse befallenen Beine auch strecken und beugen, so muß man zwei Gurte

[1] Vgl. chron. I, 37. 92, 162; II, 93, 212 u. ö.
[2] Vgl. chron. I, 92; II, 179.
[3] Vgl. chron. II, 44.
[4] Vgl. chron. II, 44 ff.

anlegen: den einen am Knie, den andren an der Ferse. Dann
führt man sie über die erwähnte Rolle und läßt ihre Enden von
den Kranken oder deren Dienern ergreifen und abwechselnd anziehen. Wenn man nun den am Knie befestigten Gurt anzieht,
den an der Ferse befestigten nachläßt, so wird dadurch eine Beugung des Beins erzielt. Wenn man dann aber den Gurt an
der Ferse anzieht, den am Knie dagegen nachläßt, so erfolgt eine
Streckung des Beines Wenn nun nach den oben gegebenen Anordnungen die Vorübungen ausgeführt worden sind,
so empfehle ich, daß man die Kranken auf einem Stuhl, wie ihn
die Barbiere gebrauchen, sitzen läßt. Dieser muß mit seitlichen Arm-
stützen versehen sein, auf die sich stützen und somit aufzustehen
versuchen können. Dann sollen sie zu gehen versuchen, indem von
beiden Seiten Diener sie unter der Achsel stützen. Oder sie sollen
sich auf einen Stab stützen oder auf ein mit der Hand bewegtes
kleines Gefährt nach der Art, wie man sie oft für die Kinder zum
Gehenlernen herstellt. Aber man muß es natürlich der Größe der
Kranken anpassen. Wenn man nun die Bewegungen vermehren
will, so verfertigt man Hölzer, und läßt die Kranken versuchen,
über sie hinwegzuschreiten. Darauf macht man in den Erdboden
Löcher und läßt sie darübergehen. Sodann befestigt man an den
Hacken Blei, zuerst ein kleines Stück z. B. eine Unze, dann immer
mehr, bis man je nach dem Fortschritt im Gehen schließlich ein
ganzes Pfund nimmt.«

Neben diesen Übungen, die zum Teil vollkommen aktiv von
dem Kranken allein, zum Teil unter Mithilfe oder Anleitung eines
andren vorgenommen werden, stehen die eigentlichen »passiven Bewegungen«, welche Caelius unter der Bezeichnung der »gestatio«[1])
zusammenfaßt. Sie sind zwar minder mannigfaltig als die aktiven,
gestatten aber doch eine genügende Abstufung von den mildesten
bis zu solchen Maßnahmen[2]), welche in ihrer Wirkung sich schon
den aktiven Körperübungen annähern. Für gewöhnlich beginnt
Caelius mit dem einfachen Tragen des Kranken (der »gestatio

---

[1]) Über diese Behandlungsform bei Asklepiades, von welchem die Methodiker
sie übernommen haben, vgl. oben S. 17 ff.

[2]) Caelius selbst spricht (chron. III, 74; IV, 44; V, 75 von einer »gesta-
tione varia«.

im engeren Sinne, auch als »mediocris gestatio[1]) bezeichnet). D. h.
der Kranke wird, je nach dem Zustande seiner Körperkräfte entweder in seiner Bettstelle selbst langsam herumgetragen oder in
einem Handwagen gefahren (vehiculo manuali) oder auf einem
Stuhl oder Sessel getragen[2]), sei es auf gewöhnlichem oder einem
besonderen Tragsessel[3]) (fertoria sella). Mit fortschreitender Kräftigung geht man zum Fahren in einem mit Zugtieren bespannten
Wagen über[4]). Dabei sollen die äußeren Umstände wie Witterung,
Besonnung in Betracht gezogen werden. »Die Bewegung soll
gleichmäßig sein, zunächst an einem bedeckten, gleichmäßig tem-
perierten, hellen, mäßig warmen Orte erfolgen« — also wohl
unter einer der in allen antiken Städten zahlreich vorhandenen
gedeckten Säulengänge[5]). »Und wenn die Witterung günstig
und von windstiller Beschaffenheit ist, so kann die Bewegung
auch unter freiem Himmel vorgenommen werden«[6]). Es soll aber
möglichst das häufige Umwenden vermieden werden[7]). Unter gewissen Umständen wendet Caelius ebenso wie Asklepiades auch
das Schaukelbett (suspensum lectum) an, namentlich um Schlaf zu
erzeugen[8]). Dieses soll im Hause des Kranken geschehen, wenn
man es einrichten kann, und die Luft dort gut und rein ist. Andernfalls soll man es durch einen Lastträger in einer nahegelegenen
Säulenhalle mit Hilfe eines Tragstuhles ausführen lassen[9]).

Massage und Reibung.

Als eine besondere Form der »passiven Bewegung«[10]) kann
man sowohl hinsichtlich ihres Anwendungsgebiets als auch der
Art ihrer Ausführung die »Reibung« (frictio oder fricatio) bezeichnen, von welcher Caelius in seinen allgemeinen therapeutischen

---

[1]) Vgl. chron. III, 86.
[2]) Vgl. ibid.
[3]) Vgl. chron. I, 18; ac. III, 130.
[4]) Vgl. chron. I, 18.
[5]) Vgl. ac. I, 83.
[6]) Vgl. ebenda.
[7]) Vgl. chron. I, 92 u. ö.
[8]) Vgl. ac. I, 83; II, 31; III, 130.
[9]) Vgl. ebenda.
[10]) Nur in ganz seltenen Fällen wird die Reibung in der Form der Selbstmassage
angewandt, und dann stets zur Steigerung ihrer Wirkung (z. B. chron. III, 87).

Maßnahmen einen außerordentlich ausgedehnten und mannigfaltigen Gebrauch macht. Mannigfaltig, insofern er nicht nur die Massage in unserem Sinne darunter begreift, sondern auch Reibungen unter gleichzeitiger Verwendung der verschiedensten arzneilichen Substanzen.

Daß zur Ausführung dieser Maßnahme vortrefflich geschulte und berufsmäßig ausgebildete Hilfskräfte dem Arzte des klassischen Altertums zur Verfügung standen, ist hinreichend bekannt. Das Vorhandensein solcher Leute wird deshalb von Caelius ohne weiteres vorausgesetzt und nur einmal ganz kurz und beiläufig erwähnt, daß die Masseure (fricatores) kräftig zugleich und »weich« (corpulenti et molles) sein müssen, um in der richtigen Weise auf den Körper der Kranken einwirken zu können[1]).

Die Indikationen der »Reibung« unterliegen natürlich den allgemeinen Grundsätzen. Sie wird deshalb, als ein angreifendes Mittel (veluti quassantem), im Prinzip bei akuten Krankheiten verworfen und als eine typische Maßnahme bei chronischen Leiden ausdrücklich bezeichnet[2]). Nur ausnahmsweise empfiehlt sie Caelius auch bei akuten Erkrankungen, aber dann ausschließlich in ganz milder Form. Auch dort, wo sie nach dem soeben Gesagten am Platze ist, wird sie in fein abgestufter und abwechslungsreicher Art angewendet. Da sie in erster Linie zur Kräftigung des Körpers dient, so verwendet unser Arzt sie auch bei den chronischen Krankheiten fast ausschließlich in dem Stadium der sogenannten freien Intervalle und während oder zur Einleitung des Rekonvaleszenz. Bei bettlägerigen Patienten, wird sie im Liegen, sonst aber — je nach dem Kräftezustand derselben — im Sitzen oder im Stehen ausgeübt[3]). Sie ist entweder eine Ganzmassage des gesamten Körpers oder eine Teilmassage der verschiedenen Körpergegenden. Sie erstreckt sich nicht nur auf die Muskulatur, sondern vielfach auch auf die dem Druck der Hand zugänglichen inneren Organe.

Die Ganzmassage scheint in der Regel durch Streichen von oben nach unten ausgeübt zu sein, wobei ein Glied nach dem andern vorgenommen wurde (ex superioribus ad inferiora membratim

---

[1]) Vgl. chron. III, 92.
[2]) Vgl. ac. II, 158; III, 168.
[3]) Vgl. chron. II, 209.

deductis manibus)[1]). Die Massage der einzelnen Körperteile durch
Rundumführen der Hände. Die Stärke der Reibung wird von
Caelius in jedem Fall vorgeschrieben. Sie hängt einerseits von
dem Kräftezustand des Kranken und andererseits von dem an-
gestrebten Zweck ab, sie beginnt mit der »leichten und einfachen
Massage«[2]) (parva (od. blanda) et simplex fricatio) und steigert
sich über eine »kräftigere Reibung« (defricatione potiore)[3]) bis zur
scharfen Massage (lacera fricatio[4])· Bei der leichten Reibung wird
regelmäßig vorher der Körper mit Öl oder Salbe eingerieben,
manchmal auch vorher eine richtige Salbung (unctio) vorgenommen oder diese beiden Maßnahmen in der Form einer »fricatio
cum unctione« miteinander verbunden[5]). Dabei wird entweder reines
Öl verwandt, oder es wird ihm häufig irgendeine Substanz zur
gleichzeitigen Erzielung einer arzneilichen Wirkung hinzugefügt[6]).

Die »scharfe Reibung« ist entweder einfache Trockenmassage,
d. h. sie wird ohne vorherige Einreibung der Körperoberfläche
mit einem geschmeidigmachenden Mittel ausgeführt und wirkt in
diesem Falle rein mechanisch durch den Widerstand, den die
trokene Haut der darüber streichenden Hand entgegensetzt.
In der Regel aber wird dieser Widerstand noch dadurch verstärkt,
daß die Haut an den zu massierenden Teilen mit einer trockenen
Substanz bestreut wird. Diese Art der Reibung bezeichnet
Caelius selbst[7]) als »sicca fricatio cum aspergine corporea« und
ihr Zweck ist, eine Rötung der Haut zu erzeugen[8]). Als Streu-
pulver dienen ihm hierbei vor allem Badesoda, Pulver aus Pyreth-
rum, Schilfschaum, Staphysagria, Euphorbium, Pfeffer, Kalk,
Bimstein u. a. m.[9]), Stoffe, welche zum Teil nur mechanisch, meist
aber gleichzeitig auch chemisch reizend auf die Haut wirken. Es
ist also eine außerordentlich mannigfache Abstufung der Massage
ermöglicht.

---

[1]) Vgl. chron. I, 31; I, 165 u. ö.
[2]) Vgl. ac. II, 27, 29; chron. III, 6 u. ö.
[3]) Vgl. I, 165.
[4]) Vgl. z. B. chron. II, 108.
[5]) Vgl. chron. I, 37, 103, 162; III, 92; IV, 75.
[6]) Hierüber s. unten S. 101.
[7]) Vgl. chron. III, 40.
[8]) Vgl. chron. I, 99.
[9]) Vgl. ebenda; V, 39 u. ö.

Salbung.

Während bei dieser Form der äußeren Körperbehandlung die mechanische Wirkung im Vordergrunde steht, wird mit der bereits erwähnten und ihr verwandten »Salbung« vornehmlich eine arzneiliche Wirkung angestrebt. Diese richtet sich in erster Linie nach den Hauptindikationen; und es wird somit grundsätzlich eine Einsalbung mit »zusammenziehender« Wirkung (unctio constrictiva)[1]) von einer solchen mit »erschlaffender« Wirkung (unctio laxativa[2]) unterschieden. Sie werden nach dem Grundsatz »contraria contrariis« (s. oben S. 74) angewandt, also die erste Form gegen Erkrankungen mit vorherrschendem Status laxus, die zweite gegen Status strictus.

Zur Salbung dient entweder reines Öl oder aber meist eine mehr oder weniger flüssige Salbe, deren Grundsubstanz ebenfalls ein Öl oder ein Fett ist. Die hierbei benutzten Öle[3]) sind verschiedenster Art: einfaches Olivöl, spanisches Öl, Mandelöl u. a. m.[4]). Sie werden entweder in warmem oder kaltem Zustande angewandt[5]). Im übrigen überläßt man die Ausführung der »Salbung« ebenso wie diejenige der Massage einem der besonders ausgebildeten »Salber« (alipta)[6]) oder gar einem »Salbenmeister« (unctionis praeceptor)[7])

Wasser-Anwendung.

Auch von der äußeren Anwendung des Wassers macht Caelius den ausgiebigsten Gebrauch und erweist sich in dieser Hinsicht wieder als ein getreuer Anhänger der methodischen Schule, welche ja —, wie oben bereits gesagt wurde — diese Art der Behandlung von Asklepiades übernommen, und, wie es scheint, ihrerseits weiter ausgebaut hatte. Es gibt kaum eine einzige Krankheit, bei welcher unser Arzt nicht Wasser in irgendeiner Form äußerlich anwendet: sei es als Bad, als Bähung, Dämpfung, Übergießung, Packung usw.

---

[1]) Vgl. ac. II, 199, 207.
[2]) Vgl. ac. II, 105.
[3]) Von den dabei benutzten Arzneistoffen wird weiter unten die Rede sein.
[4]) Vgl. chron. I, 88; ac. II, 207 usw.
[5]) Vgl. ac. II, 207; chron. I, 88; II, 108; chron. I, 169; IV, 15 u. ö.
[6]) Vgl. chron. I, 97, 169.
[7]) Vgl. chron. III, 87.

Was zunächst die Art des verwandten Wassers anbetrifft, so wird am häufigsten das gewöhnliche Leitungswasser gebraucht, welches ja zu den Zeiten unsres Arztes in jeder selbst kleineren Stadt zur Verfügung stand. Wo dies nicht der Fall war, trat Brunnen- und auch wohl Regenwasser an seine Stelle. Dieses wird in selteneren Fällen auch ausdrücklich für besondere Zwecke verordnet[1]). Jedenfalls ist überall dort, wo Caelius einfach von aqua redet, Süßwasser anzunehmen.

Im Gegensatz hierzu stehen die von ihm als »aquae naturales« bezeichneten verschiedenen Mineralwässer, deren Gebrauch zwar den griechischen Ärzten unbekannt, den römischen dagegen ganz geläufig war. Ihre Wirkung beruht seiner Ansicht nach darauf, daß »ein jedes von ihnen die Materie der in ihm enthaltenen Minerale aushaucht« (ex quacunque metallorum materia exhalatio)[2]) und sie deshalb »durch ihre natürliche Beschaffenheit heilsam wirken« (naturali virtute medentibus)[3]). Die Mineralien selbst, deren wegen die Wässer verordnet werden, sind, den verschiedenen Zwecken entsprechend, verschiedener Art. Vor allem kommen in Betracht salzhaltige (nitrosae)[4]), alaunhaltige (stypteriacae, quae aluminis habent qualitatem)[5]), eisenhaltige (ferrugineae)[6]), schwefelhaltige (sulphurosae)[7]), asphalthaltige (bituminosae)[8]) Quellen. Doch wird gelegentlich ausdrücklich die Mahnung ausgesprochen, nur solche Quellen zu benutzen, welche keinen üblen Geruch haben und dadurch schädlich wirken können[9]). Auch werden häufig Badekuren an ganz bestimmten Orten empfohlen. So nennt Caelius z. B. die Bäder von Patavium, vom Vesuv, von Sena[10]), Nepete, Cutiliae[11]) u. a. m. Aus den gleichen Gründen und zu demselben Zwecke wird auch das Seewasser häufig angewandt[12]).

[1]) Vgl. chron. II, 167 (aqua imbrialis — cisternia); V, 70.
[2]) Vgl. chron. III, 112; IV, 1.
[3]) Vgl. chron. I, 111; IV, 104.
[4]) Vgl. chron. I, 169; V, 77.
[5]) Vgl. chron. IV, 1; V, 77.
[6]) Vgl. chron. II, 77.
[7]) Vgl. chron. IV, 104.
[8]) Vgl. ebenda.
[9]) Vgl. chron. I, 42, 169.
[10]) Vgl. chron. I, 48.
[11]) Vgl. chron. III, 45; V, 41, 77, 126.
[12]) Vgl. chron. II, 48; III, 113; IV, 1, 104 u. ö.

Von großer Wichtigkeit ist ferner die Temperatur des verwandten Wassers. Sie richtet sich nach dem beabsichtigten Zweck.
In besonders umfangreicher Weise bedient sich Caelius des
kalten Wassers, wie denn die Kaltwasserkur ($\psi\nu\chi\varrho\omicron\lambda\omicron\nu\sigma\iota\alpha$)[1] seit
ihrer Einführung durch Asklepiades ein wichtiger Bestandteil
der »natürlichen« Heilmaßnahmen der ihm anhängenden und nach-
folgenden Ärzte geblieben war. Allerdings nicht ohne jede Ein-
schränkung: denn während Asklepiades sich nicht scheute, das
kalte Bad auch bei akuten Krankheiten zu verordnen, wird dies
von Caelius[2] ausdrücklich abgelehnt. Er verwendet es vielmehr
ausschließlich bei chronischen Leiden, und zwar auch hier nur in
den freien Intervallen, und in der Rekonvaleszenz[3] sowie überhaupt in vorsichtigerer Weise, denn er betont ausdrücklich, daß
»die kalte Bäderbehandlung nur angebracht sei, wenn keine Gründe
dem entgegenstehen, welche ihre Anwendung verbieten[4]«. Die
Tatsache, daß Caelius die Psychrolusia nur bei chronischen
Krankheiten gestattet, läßt sowohl die zugrundeliegende Indikation
als auch die beabsichtigte Wirkung erkennen: die Indikation
richtet sich gegen den Status laxus und die Wirkung besteht darin, daß das kalte Wasser »den (erschlafften) Körper zur »Straff-
heit« (densitas) zurückbringt[5].«

Von der umgekehrten Indikation ausgehend, verwendet
Caelius das warme Wasserbad vorwiegend bei Krankheiten,
welche auf Status strictus[6] beruhen und als mildere Form der
Wasseranwendung dann, wenn er nicht sogleich mit kaltem
Wasser beginnen will[7]).

Bei akuten Krankheiten bildet das warme Bad sehr häufig
den Abschluß der gesamten Behandlung[8]). Bei akuten Krankheiten erst nach Aufhören des Fiebers[9]). Seltener wird es noch
während derselben verordnet und dann häufig, um auf den Schlaf

---

[1]) Vgl. chron. III, 40, 88; II, 48; IV, 1, 104; V, 40, 134 u. ö.

[2]) Vgl. ac. I, 112; chron. I, 47.

[3]) Vgl. chron. III, 10, 40, 88; IV, 1, 104, 134.

[4]) Vgl. chron. III, 88.

[5]) Vgl. chron. V, 134.

[6]) Vgl. chron. III, 38.

[7]) z. B. chron. IV, 104; V, 40 u. ö.

[8]) Vgl. ac. II, 217; III, 24, 60, 82, 152 usw.

[9]) Vgl. ac. II, 112.

günstig einzuwirken[1]) oder um Beruhigung hervorzurufen. Bei chronischen Leiden wird es je nach Bedarf in allen Stadien angewandt. Bald wird es als einzelnes Bad empfohlen, bald eine Reihe von Bädern in bestimmten Zwischenräumen[2]).

Das heiße Bad findet verhältnismäßig selten Anwendung und zwar zu ganz bestimmten Zwecken. Beispielsweise: um den Juckreiz auf der Haut bei »Phthiriasis« zu mildern[3]) und bei Fettleibigen, um dem Körper recht viel Stoff zu entziehen (quae plurimum detrahunt)[4]).

Was nun die Anwendung des Wassers selbst anbetrifft, so unterscheidet Caelius scharf die örtliche von der allgemeinen. Wenn er einfach von »lavacrum«[5]) spricht, so handelt es sich offenbar stets um ein Vollbad[6]), das entweder in der Badewanne (solium) oder in freiem Wasser (Süß- oder Seewasser) genommen wird. Seine Wirkung beruht bei akuten Krankheiten darauf, daß es, im Stadium der »declinatio« die Lösung der Krankheit unterstützt, d. h. durch Auflockerung der Haut erleichtert es die Behebung des Status strictus[7]).

Die Anwendung des Wassers auf den ganzen Körper in Dampfform wird von Caelius nur selten erwähnt. Sie scheint auch nicht unmittelbar zu seinem Heilschatz zu gehören, denn er bespricht sie — allerdings in zustimmender Form — nur als eine Maßnahme andrer Ärzte[8]), welche die »Bähung mit Seewasser anwenden, um dadurch Schweißabsonderungen hervorzurufen«. Den zu diesem Zweck verwandten Apparat und die Verwendung desselben schildert er folgendermaßen: »Man fülle eine Badewanne mit kochend heißem Seewasser; dann stelle man einen viereckigen Kasten hinein, den man mit Riemen festbindet. In diesen schließt man den Kranken ein; aber vorher muß man ihn (den Kasten),

[1]) Vgl. ac. III, 211.
[2]) Vgl. chron. I, 20, 91, 93, 97; II, 29, 101.
[3]) Vgl. chron. IV, 18.
[4]) Vgl. chron. V, 134.
[5]) Nur einmal spricht er ausdrücklich von einem »Bade für den ganzen Körper«. ac. II, 81.
[6]) Die Bezeichnungen für Bad sind nicht ganz klar. Nicht immer wird lavacrum, embasis und encathisma deutlich geschieden (vgl. z. B. ac. III, 184 ff.).
[7]) Vgl. ac. III, 168.
[8]) Vgl. chron. III, 117 f.

mit einer Haut bedecken um das Eindringen des Wassers zu ver-
hüten. Durch den aufsteigenden Dampf wird dann der Kranke
erhitzt und zum Schwitzen gebracht. Man muß aber das Wasser
häufig von neuem erhitzen durch Eintauchen von Mengen glühenden
Eisens«.

Die äußere Wasseranwendung an einzelnen Teilen des
Körpers wird in der verschiedensten Weise vorgenommen: als
Umschlag (cataplasma), Dämpfung (vaporatio), Bähung (fomentatio).
Der Umschlag wird entweder mit einem weichen Tuch, welches
man bloß in Wasser getaucht und dann ausgedrückt hat, hergerichtet und dann als gewönlicher Umschlag (cataplasma commune)
bezeichnet[1]). Will man ihm dagegen eine ganz spezifische Wirkung
im Sinne der Indikationenlehre geben, so bereitet man ihn je
nachdem als »zusammenziehenden Umschlag (cat. constrictivum)[2])
oder als »erschlaffenden U.« (cat. laxativum)[3]). Diese Eigenschaften werden ihm durch die verschiedensten Zusätze, teils
pflanzlicher, teils tierischer oder mineralischer Herkunft verliehen[4]).
In manchen Fällen müssen solche Umschläge, um ihre Wirksamkeit zu behalten, oft erneuert werden[5]).

In gleicher Weise und nicht minder häufig wird von
Caelius die »Dämpfung« (vaporatio) einzelner Körperteile empfohlen, d. h. die Einwirkung feuchter Dämpfe auf die Haut-
oberfläche, während er die trockenen heißen Dämpfe verwirft[6]).
Gewöhnlich bedient er sich zu diesem Zwecke der in heißem
Wasser ausgedrückten Schwämme oder Tücher, welche dann auf
die betreffende Stelle aufgelegt und oftmals mit reiner, weicher
Wolle überdeckt werden[7]). Häufig wird statt des einfachen
heißen Wassers eine Mischung desselben mit heißem Öl verwandt[8]).
Zur Erzielung besonderer Wirkungen werden dem Wasser auch
verschiedene Arzneistoffe, welche auf die äußere Haut wirken,
zugesetzt: wie Leinsamen —, Foenum graecum —, Malvenab-

---

[1]) Vgl. chron. I, 89.

[2]) Vgl. chron. II, 29, 154 u. ö.

[3]) Vgl. ac. II, 104, 106, 197; chron. II, 98, 202 u. ö.

[4]) Vgl. chron. II, 29; ac. III, 149 u. ö.

[5]) Vgl. ac. II, 106.

[6]) Vgl. chron. V, 17.

[7]) Vgl. chron I, 156, 75.

[8]) z. B. ac. III, 130; chron. II, 22 u. ö.

kochungen u. a.[1]). Neben dieser »Dämpfung«, im eigentlichen Sinne, welche die Regel darstellt, wird noch eine Abart unter dem gleichen Namen begriffen, welche aber im Grunde nur eine Anwendung feuchter Wärme ohne Dampferzeugung darstellt: man füllt eine Blase oder ein Säckchen o. ä. mit einer in heißem Wasser gebrühten Masse aus Kleie, Leinsamen, feinem Mehl oder derartigem und legt es dann auf den zu behandelnden Körperteil auf[2]).

Eine ganz ähnliche Behandlungsweise ist die »Bähung«. Zum Teil ist überhaupt bei Caelius ein Unterschied zwischen ihr und der »Dämpfung« nicht festzustellen[3]). Gewöhnlich scheint ein solcher freilich darin zu bestehen, daß bei der Bähung in der Regel Öl verwandt wird[4]) und es ist ersichtlich, wenn beide Behandlungsarten unmittelbar nebeneinander erwähnt werden[5]). Wenn eine besondere Einwirkung beabsichtigt wird, so bedient sich Caelius auch bei der Bähung mannigfacher Zusätze, deren Auswahl natürlich stets den jeweiligen Indikationen unterliegt. Hierdurch werden vor allem die »mildernden Bähungen« von den zusammenziehenden unterschieden[6]).

Eine besondere Form der Dampfanwendung ist die von Caelius hin und wieder gebrauchte Inhalation. Sie wird bei ihm gegen Synanche, Catarrhus und Magenleiden empfohlen. Und zwar handelt es sich nicht um die bloße Einatmung reinen Wasserdampfes, sondern um die Einwirkung gewisser arzneilicher Stoffe in feinverteilter Form auf dem Wege des überall eindringenden Dampfes[7]). Die Technik der Inhalation ist nach seiner eignen Beschreibung[8]) folgende: »Man nimmt ein kleines tönernes Gefäß und gießt etwas Essigwasser hinein, fügt Soda, Origanum, Cardamomum und Chiischen Mastix hinzu, und bringt es über Kohlenfeuer zum Kochen. Vorher jedoch hat man die Mündung mit Gips verstrichen, nachdem man ein an beiden Enden offenes

---

[1]) Vgl. chron. II, 22.
[2]) Vgl. z. B. ac. III, 147.
[3]) z. B. chron. II, 35; ac. II, 207.
[4]) Vgl. ac III, 147; I, 67; III, 12; chron. I, 156; II, 18 u. ö.
[5]) z. B. chron. I, 156.
[6]) Vgl. chron. I, 156; II, 202 usw.
[7]) Vgl. ac. III, 15; chron. II, 111; III, 42 ff.
[8]) Vgl. chron. III, 42 ff.

Rohr hinein gesteckt hat. An dessen freiem Ende bringt man eine an beiden Seiten mit einem Loch versehene (leere) Eierschale an: an dem einen Loch wird das Ende des Rohrs befestigt, aus dem andren soll der Kranke den (sich entwickelnden) Dampf einziehen. Dann heißt man den Kranken mit offenem Munde..... das freie Ende des Eies mit den Lippen umschließen und so den ausströmenden Dampf in sich aufnehmen; man muß jedoch dessen Hitze auf einer mäßigen Höhe erhalten, damit sie nicht durch ihre Heftigkeit den Kranken verbrennt«.

Auch das Clysma (aquarum illisio = cataclysma)[1]) ist eine von Caelius viel und gern benutzte Form der Wasseranwendung. Für gewöhnlich wird, wenn es sich nur um eine Darmreinigung bei Verstopfung (si venter retentus fuerit)[2]) handelt, das einfache Wasserklistier angewandt (clyster simplex). Offenbar dient hierbei ein längeres Rohr oder Schlauch, dessen eines Ende in den Mastdarm eingeführt wird, während das andere in einem Gefäße befestigt ist, welches man beliebig hoch halten kann (also wie bei unserem Irrigator)[3]).

Die Temperatur des Wassers wird je nach Bedürfnis warm oder kalt genommen; das warme Klistier gilt als weniger angreifend[4]). Im übrigen wird die Wirkung durch Zusätze verschiedenster Art abgestuft.

Abgesehen von dem Ölklistier, welches sehr häufig verordnet wird und teils aus reinem Öl, teils aus einer Mischung von Wasser und Öl besteht[5]), wird durch Beigabe mannigfacher Substanzen die Stärke bis zur »acerrima virtus[6]) gesteigert, oder zweckentsprechend variiert[7]). In besonderen Fällen, in denen eine Wirkung auf höher gelegene Darmteile erzielt werden soll, wird, um den Druck des einzugießenden Wassers erhöhen zu können, das Klistierrohr (clysteris fistula) mit einer als Flüssigkeitsbehälter dienenden Blase (folliculus) verbunden. Die Technik

[1]) Vgl. chron. I, 99, 42; III, 10.
[2]) z. B. chron. V, 74.
[3]) Vgl. chron. IV, 1, wo ausdrücklich von einer »aquarum e supernis illisio« die Rede ist.
[4]) Vgl. chron. I, 42.
[5]) Vgl. ac. II, 80, 23; III, 150 u. ö.
[6]) Vgl. chron. I, 117; IV, 40 u. ö.
[7]) Vgl. chron. IV, 51 f.

eines solchen »hohen Klistiers« schildert Caelius folgendermaßen[1]): »man führe mit der rechten Hand das Rohr in den
After ein und zwar bis zu seinem Ansatz, mit leichtem Druck
und ohne gegen die entgegenstehenden Teile gerade zuzustoßen.
Auch schiebe man das Rohr nicht plötzlich nach oben, sondern
sehr vorsichtig tastend . . . . dann halte man mit der
linken Hand das Klistierrohr unbeweglich fest und drücke mit
der rechten die Blase (den Behälter) sanft und mäßig . . . . ;
man muß aber den Druck auf den Behälter kräftiger machen
und auch ein längeres Rohr besorgen bei den Kranken, bei denen
die höher gelegenen Darmteile von Geschwüren befallen sind, damit die Arzneiflüssigkeit dorthin kommen kann. Auch muß man
den Kranken ermahnen, daß er nicht den Atem anhält, damit er
nicht durch eine Art Gegendruck die Arzneiflüssigkeit wieder
herauspreßt . . . . Wenn dann der ganze Behälter durch Druck
entleert ist, ... so muß man unter Hochheben der Hand das
Rohr herausziehen usw.« Unter Umständen wird auch ein
Klistierrohr mit durchbrochenen Seitenwandungen angewandt[2]).
Daß unserem Arzte das Klistier auch zur Zuführung von Nahrungs-
stoffen dient, sei nur kurz erwähnt.

Auch innerlich wird Wasser von Caelius häufiger verordnet. Und zwar je nach der Indikation in kaltem oder warmem
Zustande. »Kaltes Wasser gibt man in geringer Menge und nach
und nach zu trinken, damit nicht durch die Menge der Flüssigkeit der Körper durchspült und erschlafft, sondern vielmehr durch
die Einwirkung seiner kühlen Beschaffenheit zusammengezogen
wird[3])« Es soll also nicht das Wasser als solches, als Flüssigkeit
wirken, sondern als Träger der Kälte, die durch dasselbe dem
Körperinneren zugeführt wird und bei Status laxus eine Erhöhung
der Spannung in den Körpergeweben bewirkt. Umgekehrt »gibt
man warmes Wasser, aber nicht auf einmal, sondern nach und
nach zu trinken, damit nicht durch den heftigen Reiz des Hin-
abgeschluckten die entzündeten Teile gereizt werden«[4]). Hier
soll also durch die mit Hilfe des Wassers dem Körper einver-

---

[1]) Vgl. chron. IV, 24 ff.
[2]) Vgl. ibid. 26 »(die Griechen nennen es »ἀμφίτρητολ«)«
[3]) Vgl. ac. II, 204; chron. II, 182; III, 31.
[4]) Vgl. ac. III, 13; chron. II, 18.

leibte Wärme eine erschlaffende Wirkung auf die geschwollenen Organe ausgeübt werden.

Auch die Mineralwässer werden nicht nur zu Badezwecken, sondern — allerdings nur in einigen wenigen Fällen — auch zu Trinkkuren empfohlen. Es werden namentlich diejenigen von Cutilia und Nepete[1]) aufgeführt, welche »Alumen« enthalten sollen, und diejenigen von Aenaria, welche durch ihren Gehalt an »Nitrum«-Salzen wirksam sind[2]).

Die Luft als Heilmittel.

Wird von Caelius schon im Krankenzimmer der Beschaffenheit der Luft eine weitgehende Beachtung geschenkt, so spielt bei ihm die Luft selbst auch geradezu als eines der wichtigsten natürlichen Heilmittel eine außerordentlich wichtige Rolle. In dieser Hinsicht besteht aber eine scharfe Scheidung zwischen den akuten und den chronischen Krankheiten. Da die betreffende Luft, welche der Arzt für seinen Kranken für heilsam hält, diesem nicht zugetragen, sondern von ihm aufgesucht werden muß, so beschränken sich bei akuten Leiden, bei denen der Kranke doch meist nicht transportabel ist, die ärztlichen Verordnungen auf die bereits oben erwähnte Fürsorge für gute Ventilation und Verbesserung der Luft im Krankenzimmer durch Anfeuchten u. ä. Höchstens wird der Kranke in vorsichtiger Weise zeitweilig aus seiner Behausung an einen nahegelegenen Ort mit guter Luft getragen. Bei den chronischen Krankheiten dagegen wird von der Luft als unmittelbarem Heilfaktor der weiteste Gebrauch gemacht. Es besteht für Caelius einmal der Grundsatz, den Leidenden, wenn eben seine Körperkräfte es gestatten, in »bessere Luft« (aëres meliores) zu verbringen[3]) und zweitens durch einen Klimawechsel an sich (aëris mutatio) günstig auf den Krankheitsverlauf einzuwirken[4]). Hierbei wird nicht nur an den Wechsel der Luft selbst, sondern an den der ganzen Örtlichkeit (locorum mutatio)[5]), insbesondere auch bezüglich des andren

---

[1]) Vgl. chron. III, 45.
[2]) Vgl. chron. V, 77.
[3]) Vgl. chron. IV, 3.
[4]) Vgl. chron. III, 74.
[5]) Vgl. chron. III, 113.

Wassers[1]) (aquarum mutatio) der Windverhältnisse[2]) (aquilonios)
gedacht.

Die einfachste Form des Luftwechsels sind weitere Spazier-
gänge, welche natürlich nur von Kranken unternommen werden
können, welche im Besitze ihrer Körperkräfte sind[3]). Bei dem
wirklichen Klimawechsel unterscheidet unser Arzt scharf das
Land — und das Seeklima (peregrinatio terrena atque maritima)[4]).
Im allgemeinen hält er das Aufsuchen eines andren Landklimas
für die mildere Maßnahme, während das Seeklima »wegen des
Salzgehaltes der Luft stärker reizend und auf die Poren des
Körpers wirksam ist«[5]). Unter dem Seeklima versteht nun
Caelius sowohl das Klima der Meeresküste, als aber auch dasjenige auf dem Meere selbst. Das Aufsuchen des ersteren ist
nicht von besonderen Bedingungen abhängig, dagegen setzt der
Gebrauch einer Luftveränderung auf hoher See voraus, daß der
Kranke das Fahren im Schiffe vertragen kann (si ferre naviga-
tionem potuerint patientes)[6]). Für solche Patienten, deren Körper-
zustand eine wirkliche Seefahrt verbietet, empfiehlt er unter Umständen als Ersatz »Uferfahrten« (littoraria navigatio)[7]). Dagegen
können nach seiner Meinung Wasserfahrten auf Flüssen oder in
Häfen niemals die gleiche Wirkung haben. »Denn« — so sagt
er[8]) — »Schiffahrten auf Flüssen, in Häfen und auf stehenden
Gewässern hält man für ungeeignet, da sie durch den auf den
Ausdünstungen der (umgebenden) Erde beruhenden Feuchtigkeits-
gehalt der Luft abkühlend auf den Kopf wirken. Die Fahrten
auf dem Meere dagegen öffnen in sanfter und allmählicher Weise
die Poren des Körpers, erwärmen ihn infolge der salzigen Beschaffenheit (der Luft), wirken umstimmend auf seinen Zustand
und rufen dadurch Erholung hervor«.

---

[1]) Vgl. chron. III, 113.
[2]) Vgl. chron. I, 44.
[3]) Vgl. chron. I, 19, 92.
[4]) Vgl. chron. I, 112, 170; II, 49 162.
[5]) Vgl. chron. III, 113.
[6]) Vgl. z. B. chron. I, 112.
[7]) Vgl. chron. III, 94.
[8]) Vgl. chron. I, 44.

— — —

Die Wärme als Heilfaktor.

Ein andrer äußerst wichtiger Heilfaktor in der Caelius'schen Therapie ist die Sonne sowie die Wärme als solche überhaupt. Nicht ohne Grund verwendet er ein Verfahren, bei dem er die Sonne unmittelbar auf den Körper wirken läßt, fast bei allen chronischen Krankheiten und bezeichnet es selbst als »Sonnenbestrahlung« (heliosis = sole torrendum corpus)[1]. Sie wird bei vollkommen entblößtem Körper ausgeführt; doch soll der Kopf dabei bedeckt werden[2].

Die Wirkung beruht ähnlich wie bei der Seeluft darauf, daß sie »von Grund auf den Körper verändert, indem sie durch ihren starken Einfluß eine Umstimmung hervorruft[3].« Einen ähnlichen Erfolg kann man nach der Ansicht unsres Arztes auch ohne die Sonne selbst erzielen, indem man sie nämlich durch künstliche Hitze ersetzt. Dieses Verfahren wird von ihm als »Rösten« (Paroptesis) bezeichnet und offenbar dann angewandt, wenn die Sonne nicht zur Verfügung steht. Namentlich aber auch, wenn es sich um die Einwirkung strahlender Hitze auf einzelne Teile der Körperoberfläche handelt. Die einfachste Form ist das Rösten mit Hilfe glühender Kohlen (paroptesis ex carbonibus)[4] und wurde offenbar so ausgeführt, daß Kohlen in einem Becken in gleichmäßiger Glut gehalten wurden (aequali calore ardentibus)[5], und der zu behandelnde Teil dem Becken zugewandt wird. Besondere Vorrichtungen erfordert eine andre Art des gleichen Verfahrens, bei welchem man die strahlende Wärme von — u. U. bis zur Glut — erhitzten Wänden, Estrich, Steinen oder Tontafeln ausgehen läßt[6].

Eine in ihrer Wirkung ähnliche therapeutische Maßnahme sind ferner die Sandbäder. Sie werden entweder, wie sie in der Natur vorkommen, angewandt: d. h. der Kranke bedeckt sich am Ufer mit dem von der Sonne erhitzten Sand[7], oder aber der Seesand wird künstlich erhitzt, und dann der Kranke damit über-

---

[1] Vgl. chron. I, 112; II, 34, 181; III, 40 u. ö.
[2] Vgl. chron. I, 112, 168.
[3] Vgl. chron. I, 112.
[4] Vgl. chron. I, 35; II, 34 f.; III, 40.
[5] Vgl. chron. I, 35.
[6] Vgl. chron. II, 34; III, 40.
[7] Vgl. chron. II, 35; III, 54.

— —

deckt[1]). In allen diesen Fällen der Einwirkung strahlender Hitze — sei es daß sie von der Sonne selbst ausgeht oder künstlich erzeugt wird, daß ihr der ganze Körper oder nur Teile desselben ausgesetzt werden — besteht der beabsichtigte Erfolg in einer Rötung der Haut (rubor cutis)[2]) und den damit zusammenhängenden Folgeerscheinungen, von denen bereits oben die Rede war.

Den gleichen Zweck wie die soeben besprochenen Maßnahmen verfolgen noch verschiedene andere Behandlungsmethoden, welche sämtlich das Gemeinsame haben, daß sie eine Reizung der Haut hervorrufen. Ihre Anwendung geschieht entweder an dem Teil der Körperoberfläche, welcher über dem leidenden Teil selbst liegt und hat dann die angenommene Wirkung, daß das Verhalten der Poren unmittelbar an der kranken Stelle beeinflußt wird. Oder aber die Anwendung erfolgt an einer von dem leidenden Teile weit entfernten Stelle und wirkt dann mittelbar dadurch, daß dieser mit dem behandelten Teil in sogenannter »consensueller Beziehung« steht[3]).

Eine Steigerung und gleichsam örtliche Konzentration der Wärmeeinwirkung auf die Haut erzielt Caelius namentlich durch eine Behandlungsart, die in ihrer Wirkung nahe mit dem geschilderten Methoden verwandt ist: dem Glüheisen (cauter).

Caelius macht jedoch von diesem Mittel nur sehr selten und in vorsichtiger Weise Gebrauch im Gegensatz zu manchen andren Ärzten, deren rigorose Verwendung des Brenneisens er durchaus verwirft. Während diese gewöhnlich eine wirkliche unmittelbare Verbrennung der Haut beabsichtigen, zielt unser Arzt lediglich auf Hervorrufen einer Hautrötung ab[4]). In welcher Weise dies erreicht wird, schildert er an einer Stelle[5]) folgendermaßen: »Man verarbeitet mit den Händen einen Mehlteig und umgibt damit die leidenden Teile ringsum; die (freigelassene) Mitte füllt man mit Öl an. Dann muß man lange, im Feuer erhitzte Glüheisen (in das Öl) eintauchen. Diese dürfen aber durchaus nicht die

---

[1]) Vgl. chron. III, 89.
[2]) Vgl. chron. III, 40; IV, 7 usw.
[3]) S. oben S. 59 und auch S. 11, vgl. auch chron. I, 35 ff., 168; II, 181.
[4]) Vgl. chron. IV, 163.
[5]) Vgl. chron. V, 16 ff.

Haut berühren. Dies wiederholt man so lange, bis das Öl heiß geworden ist und seine Hitze dem Körper mitteilt. Man muß dabei den Kranken sich ruhig verhalten heißen, sobald sich das Öl im höchsten Grade erhitzt hat, damit er durch eine Lageveränderung sich nicht verbrenne. Auch muß man versuchen, die Glüheisen anzuwenden ohne das Öl in Bewegung zu bringen.......... Wenn dann der Kranke die Empfindung einer mittelmäßigen Verbrennung hat, so muß man ihm ein Gefäß unterhalten, damit er durch eine Beugung auf einmal das Öl von sich ablaufen läßt, damit nicht die benachbarten Teile verbrannt werden und in Eiterung geraten«. Eine zweite, demselben Zweck dienende Behandlung ist die »Verschorfung« (eschara), welche er zwar erwähnt, aber selbst nicht angewandt zu haben scheint[1]).

Andere äußere Behandlungsarten.
(Rasieren, Schröpfen, Aderlaß usw.)

Weiter gehört hierher eine therapeutische Maßnahme, welche bald nur als Vorbereitung zu einer medikamentösen Behandlung, bald aber auch als durch sich wirkendes Mittel dient: das Rasieren des Kopfes. Es soll bei chronischen Kopfschmerzen eine Ableitung der Stockung im Gehirn bewirken. Es wird entweder mit dem Haarstrich ausgeführt, oder — zur Verstärkung der Wirkung — auch gegen ihn, bis zur Rötung der Haut. Das dabei benutzte Instrument ist das Rasiermesser (novacula)[2]). Eine mildere Form dieser Maßnahme ist das Kämmen des Haares, offenbar mit einem engen Kamm. Es wird ebenfalls, je nachdem, mit dem Haarstrich oder gegen ihn ausgeführt[3]).

Den Übergang zu einer grundsätzlich andren Behandlungsart bildet die von Caelius oft und gern ausgeführte »Schröpfung« (cucurbitae appositio = cucurbitatio)[4]). Die eine Form dieser Maßnahme, das sogenannte »trockne Schröpfen« oder »einfache Schröpfen« bezweckt ebenso wie die bisher geschilderten Mittel,

---

[1]) Vgl. chron. V, 18.

[2]) Vgl. chron. I, 12 f., 35, 89, 98; II, 153 usw.

[3]) Vgl. chron. I, 98. Von einigen andren ähnlichen Methoden, bei denen aber Arzneisubstanzen eine Rolle mitspielen, wird später die Rede sein.

[4]) Vgl. chron. II, 32.

eine Rötung der Haut herbeizuführen. Die Wirkung des Schröpfkopfs ist nach Caelius' Ansicht stets eine ziemlich eingreifende, sie geht stets mit einer gewissen »Erschütterung« (quassatio) des betreffenden Körperteils einher[1]). Es werden durch das Ansetzen des Schröpfgefäßes »die Weichteile, das Pneuma und das Blut angezogen«[2]) d. h. also sowohl die festen als die luftförmigen und auch die flüssigen Bestandteile des Organismus. Es werden somit die Poren geöffnet[3]) und dadurch wird an der behandelten Stelle eine »Umstimmung« der Körperbeschaffenheit hervorgerufen, weshalb Caelius auch geradezu von einem »umstimmenden Schröpfkopf« (cucurbita recorporativa) spricht[4]).

Das Anwendungsgebiet ist ein außerordentlich weites und mannigfaltiges, es beschränkt sich nicht auf äußere und oberflächliche Krankheitsvorgänge, sondern dehnt sich auch auf solche Leiden aus, deren Sitz in der Tiefe des Körpers gesucht wird. Während in ersterem Falle der Zweck unmittelbar auf eine Öffnung der Poren am leidenden Teil gerichtet ist, — es sich also um ein Lokalmittel im oben[5]) gekennzeichneten Sinne handelt —, so spielt das Schröpfen bei Krankheiten mit tieferem oder gar unbekanntem Sitz mehr die Rolle eines der zahlreichen Allgemeinmittel zur Veränderung des im einzelnen Falle vorherrschenden »Status«.

Die Technik des Schröpfens ist folgende: als Werkzeuge kommen dabei in Betracht die Schröpfköpfe selbst. Von Wichtigkeit ist für unseren Arzt die Form des Schröpfkopfs. Je weiter ihre Öffnung ist und je stärker umgebogen deren Rand, desto sanfter ist die Wirkung[6]). Auch das Material ist von Einfluß. Gewöhnlich ist es Bronze. Wo jedoch eine möglichst wenig eingreifende Wirkung beabsichtigt ist, wird an deren Stelle ein gläserner oder tönerner Schröpfkopf verwandt[7]). In selteneren Fällen auch ein hörnerner[8]). Bei dem letzteren wird die Luft-

[1]) Vgl. chron. V, 36.
[2]) Vgl. ac. III, 37.
[3]) Vgl. chron. II, 39.
[4]) chron. III, 10; IV, 102.
[5]) Vgl. oben S. 79 f.
[6]) Vgl. ac. III, 149.
[7]) Vgl. ebenda und chron. III, 23.
[8]) Vgl. chron. II, 39.

verdünnung durch Saugen des Mundes an dem spitzen Ende des Horns und darauf folgenden Verschluß mit Wachs bewirkt. Im übrigen aber durch Anwendung von Hitze. Und zwar entweder dadurch, daß man diese von außen her einwirken läßt[1]), oder aber meist durch Erhitzung des Innenraums über einer Flamme. Je nach der mehr oder minder starken Erhitzung ist auch die Wirkung eine kräftigere oder mildere[2]).

Eine Verstärkung der Wirksamkeit wird dann vor allem durch die Hinzufügung der Skarifikation (cucurbita cum scarificatione) herbeigeführt, womit eine Steigerung bis zum »reißenden Schröpfkopf« (rapida)[3]) erzielt werden kann. Die Technik ist die gleiche, nur mit dem Unterschiede, daß vor dem Ansetzen des Gefäßes Einschnitte in der Haut gemacht werden und zwar wahrscheinlich mit einem stark konvexen Messer[4]). Im Zusammenhang erörtert Caelius die Schröpfung bei der Therapie der Phrenitis[5]). »Wenn man eine sehr starke Entlastung (plurimum laxamentum) herbeiführen will, so rasiert man den ganzen Kopf[6]) und setzt ringsum eine sehr große Anzahl von Schröpfköpfen an, einen am Hinterhaupt, einen mitten auf den Kopf, andere oberhalb der Schläfen. Man erhitze sie aber nicht zu stark, noch lasse man sie zu lange Zeit sitzen ..... Wenn man nun die Schröpfköpfe abgenommen hat und die Stellen gerötet sieht, so führt man leichte Einschnitte aus. Wenn nicht, so bäht man milde mit nicht zu heißen Schwämmen und ruft dadurch eine Erschlaffung hervor ...... Wenn dann die Stellen gerötet erscheinen, so skarifiziert man.... Denn so wird nicht nur die heftige Wirkung des Schröpfkopfes gemildert, sondern das Blut wird auch leichter zum Fließen gebracht. Nach der Skarifikation setzt man dann nochmals Schröpfköpfe, um Blut zu entziehen«.

Genau dem gleichen Zwecke wie die blutige Schröpfung dienen ferner die gleichfalls von Caelius häufig verordneten Blutegel (hirudines-sanguisugae). Sie besorgen dasselbe in einem einzigen Akte, was bei jener Maßnahme in zwei verschiedene

---

[1]) Vgl. chron. III, 22.
[2]) Vgl. ac. II, 215; III, 202; chron. I, 36 usw.
[3]) Vgl. z. B. chron. III, 58.
[4]) Vgl. hierzu Meyer-Steineg. Chirurg. Instrumente des Altertums. Jena. 1912.
[5]) Vgl. acut. I, 76 ff.
[6]) Als den vorwiegend »leidenden Teil«.

8*

zerfällt[1]). Namentlich finden sie dann Anwendung, wenn wegen
der unebenen Beschaffenheit der zu behandelnden Stelle ein
Schröpfgefäß nur schwer oder überhaupt nicht anzubringen ist[2]).
Auch die Blutentziehung als solche, d. h. in der Form des
Aderlasses (phlebotomia, venaesectio) wird von Caelius in der
gleichen Absicht angewandt. Zunächst als lokales Mittel mit der
Wirkung, daß »durch die örtliche Entziehung von Blut die im
Zustande der Schwellung befindlichen Teile entlastet werden«[3]).
In diesem Falle wird also die Phlebotomie in unmittelbarer Nähe
der leidenden Körpergegend selbst vorgenommen. Ein häufiger
Nebenzweck ist dabei die Beseitigung von Schmerzen[4]). Als Allgemeinmittel wird der Aderlaß in der Regel am Arm vorgenommen, »weil dort am leichtesten die (anzuschneidende) Vene
zutage liegt«[5]), und zwar bei allen möglichen Krankheiten, sowohl bei akuten als auch bei chronischen. Immerhin wird er als
ein kräftigeres Mittel angesehen, das nur bei stärkeren Krankheiten gebraucht werden soll[6]). Dagegen wird von unsrem Arzte
ein Unterschied gemacht mit Rücksicht auf das Krankheitsstadium, in welchem sich der Patient befindet. Im Beginn zur
Zeit des Anstiegs ist der Aderlaß an sich ohne weiteres angezeigt. Im Stadium des Stillstandes kann er unter Umständen
ebenfalls noch von Nutzen sein. Im Stadium des Abfalls dagegen hält ihn Caelius mit den übrigen Methodikern für überflüssig und bisweilen sogar schädlich[7]).

Im einzelnen wird die Indikationsstellung für den Aderlaß
neben den einzelnen dabei auftretenden Fragen gelegentlich der
Behandlung der Phrenitis erörtert[8]): »Wenn ausschließlich ein
heftiger Zustand von Spannung die Kranken in einen Zustand
von Phrenitis versetzt hat, so indiziert dies die Anwendung des
Aderlasses; vorausgesetzt daß die Kräfte ihn zulassen. Wenn
nun das Leiden dazu drängt, so führt man ihn innerhalb der

---

[1]) Vgl. ac. II, 29; III, 21; chron. I, 91; II, 67, 174 usw.
[2]) Vgl. chron. I, 13.
[3]) Vgl. III, 22.
[4]) Vgl. ac. III, 76, 147; II, 121.
[5]) Vgl. ac. III, 127.
[6]) Vgl. ac. II, 128.
[7]) Vgl. chron. I, 83 ff.
[8]) Vgl. ac. I, 70 ff.

ersten drei Tage aus; wenn dies weniger der Fall ist, am dritten
Tage selbst; nachher aber keinesfalls mehr; denn bei den von
dieser Krankheit befallenen Patienten werden die Kräfte stark
mitgenommen. Bezüglich der Ausführung und der jeweiligen
Stärke des vorzunehmenden Aderlasses ... mahne ich grundsätzlich, daß ich niemals der Anwendung bis zur Ohnmacht das
Wort rede. Denn dieses Symptom ist häufig zu fürchten.....«

Eine weitere, häufig wiederkehrende äußerliche Maßnahme
des Caelius ist ferner das »Binden der Gelenke« (ligatio articu-
lorum). Darunter ist die Umwickelung der Extremitäten in der
Gelenkgegend zu verstehen. Der Anwendung dieses Mittels liegt
der Gedanke zugrunde, daß durch eine derartige Umschnürung,
welche eine Zusammenfassung (amplexus) der betreffenden Teile
hervorrufe, gleichzeitig auch eine erhöhte Spannung und Straffung
(densitas) ferner gelegener Körperteile bewirkt werde[1]). Diese
Anschauung hängt innig mit der oben[2]) behandelten Lehre von
den consensuellen Beziehungen zusammen. Die Indikation der
Gelenkumschnürung bildet demnach ausschließlich solche Krank-
heitszustände, welche auf einem Status laxus beruhen. Und je
hochgradiger der Zustand der Erschlaffung ist, um so kräftiger
wird die Umwicklung ausgeführt[3]); jedoch stets mit der Vorsicht,
daß nicht die oberhalb der Umschnürung liegenden Teile starr
werden dürfen[4]).

Chirurgische Behandlung.

Zu den nichtarzneilichen Behandlungen gehören schließlich
noch alle chirurgischen und ihnen nahestehenden Eingriffe. Da diese von Caelius in dem von ihm häufiger zitierten
Werke »Chirurgumena« besonders behandelt worden sind, und
das vorliegende Werk eine Pathologie und Therapie der inneren
Krankheiten darstellt, so beschränken sich die Bemerkungen über
chirurgische Dinge auf gelegentliche Hinweise, daß, wenn die
unblutigen Mittel versagen, unter Umständen das Messer in Anwendung kommen müsse. Caelius geht deshalb auch nur selten auf

---

[1]) Vgl. chron. II, 152; acut. III, 198.
[2]) s. oben S. 59.
[3]) Vgl. ac. II, 215; chron. II, 152; III, 27, 31; IV, 49; V, 68 usw.
[4]) Vgl. ac. III, 198.

die Operationsmethode näher ein und scheint überhaupt nur nach sehr sorgfältiger und vorsichtiger Indikationsstellung sich zu chirurgischen Eingriffen entschlossen zu haben[1]), die er manchmal sogar im Gegensatz zu der herrschenden Meinung vollkommen ablehnt, — wie z. B. bei der Laryngotomie[2]).

Im einzelnen erwähnt er das Spalten von Abszessen[3]), Loslösen der Zahnwurzel[4]), die Blasensteinoperation[5]), die Ausschneidung von Gichtknoten[6]) und den Bauchschnitt[7]). Ausführlicher schildert er die Parazentese der Bauchhöhle bei Hydrops. Der Anfang der betreffenden Stelle, an dem er die Vorbereitungen zu dem Eingriff und das Ansetzen des Messers beschreibt, fehlt. Dann[8]) fährt er fort: »man dringt (mit dem Messer) bis in die (Bauch-) Höhle ein, in ähnlicher Weise wie beim Aderlaß. Und zwar unterhalb des Nabels bei denjenigen, welche von der Krankheit in leichterem Grade ergriffen sind. Dabei hat man sich bei den Abzweigungen der Adern in Acht zu nehmen. Darauf läßt man mit Hilfe eines weiblichen Katheters die Flüssigkeit ablaufen, welche häufig wäßrig, oft gelblich oder blutfarben oder auch schaumig entleert wird . . . . Wenn die Kräfte es leiden, so soll man die Flüssigkeit auf einmal gänzlich entfernen. Wenn aber dem irgendein Grund entgegensteht, so soll man nach der ersten Flüssigkeitsentziehung ein in Wasser getauchtes Läppchen und darüber einen weichen Schwamm legen, um die Blutung zu stillen. Dann setzt man, nachdem man die Stelle mit einer leichten Binde umwickelt hat, eine kurze Zeit lang (mit der Abzapfung) aus, bis die Störung des Körpers beseitigt ist. Sodann, wenn der Kranke sich erholt hat, entzieht man noch an demselben Tage den Rest der Flüssigkeit. Andernfalls am andren Tage. Dabei drückt man die unteren Teile (des Leibes) zusammen, nachdem man den Kranken in eine geeignete Lage gebracht hat usw.«

Neben den wenigen wirklichen chirurgischen Eingriffen

---

[1]) Vgl. chron. III, 132.
[2]) Vgl. ac. III, 35.
[3]) Vgl. ac. III, 18, 21, 22; chron. V, 127.
[4]) Vgl. chron. II, 74.
[5]) Vgl. chron. V, 78.
[6]) Vgl. chron. V, 33.
[7]) Vgl. chron. V, 127.
[8]) Vgl. chron. III, 134 ff.

werden durch Caelius noch einige wenige ihnen nahestehende
Maßnahmen erwähnt. Unter ihnen vor allem der Katheterismus
der Blase und die Blasenspülung[1]. »Bei Urinverhaltung ist der
Katheterismus anzuwenden, durch welchen der Urin abgelassen
wird; und nach der Entleerung soll man warmes Öl (in die Blase)
einlaufen lassen, mit Hilfe einer an dem Katheter befestigten
Blase«[2].

---

[1] Vgl. chron. II, 23.
[2] Vgl. chron. V, 69, 124.

IX. Die arzneiliche Behandlung[1].

Allgemeines.

Tritt bei Caelius auch die nicht arzneiliche Behandlung stark in den Vordergrund, so kommt doch auch die medikamentöse Therapie bei ihm durchaus zu ihrem Recht. Die »medicinalia adjutoria« — wie er sie nennt —[2]) folgen bei ihm stets den übrigen Anordnungen nach, wodurch er, wie auch · sonst dartut, daß die sogenannten natürlichen Heilmittel das Wichtigere sind. Im übrigen läßt er sich weder in seinen Vorstellungen von der Wirksamkeit, noch in der Art der Verordnung, noch auch in seinem Urteil über ihren Wert von einseitigen Schulmeinungen beeinflussen. Namentlich lehnt er den Einfluß humoralpathologischer Prinzipien ausdrücklich ab, ohne indessen eine bloße Empirie gelten zu lassen[3]). Er verwendet aus dem gesamten, der damaligen Medizin zu Gebote stehenden Arzneischatz alle diejenigen Mittel, welche nicht durch die Lehren seiner Sekte von vornherein ausgeschlossen sind und seinen persönlichen Ansichten widersprechen. Ebenso wie er für die Diätetik eine feste »regula ciborum« aufstellt[4]), so soll auch in der Arzneibehandlung jeder Verordnung »regulae medicinali conveniens« sein[5]).

Wenn er in dem vorliegenden Buche natürlich auch nicht zusammenhängend seine Grundsätze über die Medikamententherapie entwickelt, dieses vielmehr einer besonderen Schrift überläßt[6]), so blicken dennoch eine Anzahl allgemeiner Prinzipien aus seinen Angaben hervor. Diese Prinzipien entspringen zum größten Teil seinen therapeutischen Anschauungen überhaupt. Eins der wich-

---

[1]) Über die Materia medica selbst, über Arzneiform und Arzneibereitung soll zusammenhängend und ausführlich in dem später herauszugebenden Anhang zu Caelius Aurelianus gehandelt werden.

[2]) Vgl. ac. II, 107.

[3]) Vgl. chron. I, 38, 45; II, 191 u. ö.

[4]) Vgl. oben S. 87 f.

[5]) Vgl. chron. III, 153.

[6]) wahrscheinlich seinem Buche »de medicaminibus«.

tigsten ist, daß er unter den Arzneimitteln zuvörderst die einfachen (»simplicia«) auswählt und versucht, mit diesen soweit als möglich auszukommen. Erst wenn diese nicht den gewünschten Erfolg haben, greift er zu den »ex simplicibus composita« [1]. Dann freilich, ohne vor den kompliziertesten Arzneien und selbst vor den zahlreichen Patentmedizinen Halt zu machen, wie sie die fortgeschrittene Apothekerkunst und die auf immer Neues erpichte Rezeptur der Ärzte in Unmengen hervorgebracht hatten. Doch bleibt er sich dabei bewußt, daß er im Grunde genommen inkonsequent gegen sich selbst verfährt und er sucht diese Inkonsequenz dadurch zu mildern, daß er derartige »Spezialmittel« immer nur einzelne Male geben läßt, den »fortgesetzten Gebrauch in größeren Mengen dagegen zu vermeiden befiehlt«[2]. Daß er ferner sich nicht damit begnügt, bloß das Mittel selbst anzugeben, sondern sich genau bewußt ist, daß es dabei sowohl auf die Form des Mittels wie auf die Art seiner Anwendung ankommt, ist aus allen seinen Verordnungen deutlich erkennbar. Auch sagt er selbst, daß »diejenigen Dinge, welche, in ungeeigneter Weise angewandt, schaden«, auf richtige Art benutzt von Vorteil sein können[3]. Und nichts erscheint ihm schlimmer, als wenn der Arzt seine Verordnungen auf Grund einer verkehrten Indikation (falsa intentione deceptus) trifft[4].

Aus diesem Grunde wird die Indikationslehre, wie er sie als allgemeine Grundlage der Therapie ausgebildet hatte, von ihm in folgerichtiger Weise auch auf die arzneiliche Therapie bezogen. Sie spiegelt sich in ihr vor allem wieder in der Anwendung der Kommunitätentherapie auf die Behandlung. Grundsätzlich erscheinen dem Caelius deshalb nur solche Arzneimittel zulässig, welche auf den allgemeinen Status zu wirken imstande sind. Er bezeichnet sie daher als »communia adjutoria«. Sie richten sich gegen die im einzelnen Falle vorherrschende Kommunität und wirken nach dem Prinzip »contraria contrariis«[5]. Aber ebensowenig, wie er sich in der nichtmedikamentösen Therapie blind den durch besondere Indikationen gebotenen Abweichungen von diesem Hauptgrundsatz verschließt, ebensowenig bindet er sich

---

[1]) Vgl. ac. II, 199; III, 14; chron. III, 121 u. ö.

[2]) Vgl. chron. II, 177.

[3]) Vgl. chron. II, 193.

[4]) Vgl. chron. II, 189.

[5]) Vgl. chron. III, 12.

daran sklavisch bezüglich seiner Arzneiverordnungen. Er läßt deshalb neben die mit »allgemeiner Wirkung begabten« Medikamente (juxta communem virtutem) von Fall zu Fall auch »besondere Mittel«, »specialia« treten[1]). Hierunter versteht er einerseits Arzneien, welche gegen bestimmte, nicht einer Kommunität unterzuordnende Symptome wirksam sind, andrerseits aber solche, welche auf den leidenden Teil selbst (pro specie partis patientis) von Einfluß sind[2]).

Stets aber beobachtet er dabei zweierlei: einmal daß diese besonderen Mittel immer nur zur Unterstützung der allgemeinen herangezogen werden dürfen und diese niemals ersetzen oder verdrängen können[3]). Sodann aber, daß sie möglichst selten und dann nur mit größter Vorsicht und in geringem Umfange angewandt werden sollen[4]).

Von andren wichtigen Indikationen bei der Arzneidarreichung tritt namentlich die stets beobachtete und auch verschiedentlich ausdrücklich ausgesprochene Forderung hervor, auf das Stadium der Krankheit Rücksicht zu nehmen. Es besteht also ein »tempus medicaminum«, welches die Anwendung bestimmter Mittel nur zu bestimmten Zeiten während des Krankheitsablaufs gestattet[5]). Auch die Lehre von den konsensuellen Beziehungen[6]) findet ihren Niederschlag in der medikamentösen Therapie. Wo es sich um die Aufgabe handelt, auf den leidenden Teil einzuwirken, ohne daß man aber das Mittel an diesem selbst anwenden kann, da versucht Caelius eine indirekte Wirkung dadurch zu erzielen, daß er das Mittel an einer mit dem zu beeinflussenden Organ in Konsens stehenden Körpergegend anbringt[7]).

Daß neben diesen wichtigsten Grundsätzen der Arzneitherapie noch eine ganze Reihe untergeordneter Regeln von Caelius beobachtet werden, entspricht vollkommen dem Verfahren, welches er in seiner Therapeutik überhaupt beobachtet. Dahin gehört beispielsweise sein Streben, bei den schärfer wirkenden Medikamenten nach Möglichkeit die nicht ganz zu vermeidenden unan-

---

[1]) Vgl. chron. III, 113.
[2]) Vgl. chron. III, 66; IV, 42; V, 75.
[3]) Vgl. chron. V, 121.
[4]) Vgl. chron. III, 75, 114, 116; V, 75 u. ö.
[5]) Vgl. chron. II, 81, 113, 175.
[6]) s. oben S. 59.
[7]) Vgl. z. B. chron. II, 27.

genehmen Nebenwirkungen auszuschalten[1]), und die Stärke der Mittel (virtutes medicaminum) immer der Heftigkeit der Krankheit (magnitudine passionis) anzupassen[2]) sowie seine Beobachtung, daß die Wirkung eines und desselben Mittels je nach seiner Konzentration und Dosierung[3]) und nach der Form seiner Zubereitung[4]) durchaus verschieden sein kann, daß ferner die Arzneistoffe in die Säfte des Körpers übergehen und z. B. durch die Muttermilch indirekt auch auf das Brustkind wirken können[5]) u. a. m.

Die Arzneigruppe der »Constringentia«.

Diese allgemeinen Grundsätze finden ihren Ausdruck in der ganzen theoretischen Einteilung und in der praktischen Anwendung der Materia medica. Die oberste und wichtigste Scheidung der gesamten Arzneimittel beruht konsequenter Weise auf den beiden durch die Kommunitätenlehre gegebenen Hauptindikationen: der Status laxus ist durch constringierend wirkende Mittel zu bekämpfen, der Status strictus umgekehrt durch erschlaffende. Caelius faßt deshalb eine große Gruppe von Medikamenten unter der Bezeichnung der »medicamina constringentia«[6]) zusammen. Hierzu gehören Droguen sowohl pflanzlicher, als tierischer und mineralischer Herkunft; z. B. Präparate aus Granatäpfeln, Akazien, Galläpfeln, Eicheln, Kiefernadeln, Mastix-Harz, Alaun, Cimolischer Erde, u. a. m.[7]). Je nach der Stärke ihrer Wirkung unterscheidet er »leicht zusammenziehende Mittel (leviter constringentia«)[8]), mittelmäßig zusammenziehende (mediocriter constringentia)[9]) und scharf zusammenziehende (vehementius adstringentia)[10]).

Über die Art und Weise, wie diese Mittel auf den Körper wirken, macht Caelius nirgends ausführlichere Angaben — aus dem bereits oben erwähnten Grunde. Doch lassen einige beiläufige Bemerkungen, mit denen er seine Verordnungen begleitet, erkennen, wie er sich die Wirkung vorstellt. Ganz allgemein ge-

---

[1]) Vgl. chron. IV, 130; V, 40 u. ö.
[2]) Vgl. chron. II, 163, 168.
[3]) Vgl. chron. II, 163 ff.; IV, 128 u. ö.
[4]) Vgl. chron. II, 165.
[5]) Vgl. chron. IV, 55.
[6]) Vgl. acut. II, 215; chron. III, 66 usw.
[7]) Vgl. acut. II, 107, 193, 197 ff. usw.
[8]) Vgl. acut. III, 17.
[9]) Vgl. chron. V, 47.
[10]) Vgl. chron. IV, 67.

halten ist die Angabe, daß die »medicamina constringentia« »die
übermäßig absondernden uud schlaffen Körperteile zusammenziehen« (constringunt fluida atque laxata corpora)[1]. Diese zusammenziehende Wirkung kann nun seiner Ansicht nach auf
dreierlei Weise zustande kommen: durch die kühlende Eigenschaft der Substanz (suo frigore), durch die ihm eigentümliche
Kraft (propria virtute) oder durch Verstopfen der Poren (obtru-
sione)[2]. Wir würden heute sagen: durch thermischen, chemischen
oder mechanischen Einfluß. In ersterem Sinne verwendet Caelius
deshalb auch (abgesehen von kühlenden Wasserumschlägen u. ä.)
Bestreuen der Haut mit aromatischkühlenden Kräutern. Durch
die dem Stoffe eigentümliche Kraft läßt er z. B. Alaun, Essig,
cimolische Erde u. a. wirken. Rein mechanisch durch Verstopfen
der Poren dagegen Gipspulver u. ä.[3]. Dieser Erfolg kann sowohl durch äußerliche Darreichung und also Beeinflussung der
Haut-Poren erreicht werden, wie aber auch von innen heraus, indem das Medikament durch die Verdauungswege im Körper ver-
teilt wird, zu den leidenden Teilen gelangt und sich dort mit
den im Inneren des Körpers befindlichen Säften mischt«[4].

Neben den »medicamina constringentia« im engeren Sinne,
die er auch als »styptica« oder »stymmata« bezeichnet[5], unter
denen er im Grunde genommen nur die rein mechanisch wirkenden
Stoffe versteht, hat Caelius die »frigerantia« und »densantia«[6].
Bei manchen derartigen Mitteln sind die verschiedenen Eigenschaften miteinander kombiniert, bei andern wieder betont er
ausdrücklich, daß die eine Wirkung ohne die andere vorhanden
sei[7]. Ferner wird der Aufgabe, unter Umständen die konstrin-
gierende Wirkung eines Arzneimittels abzuschwächen, dadurch
Rechnung getragen, daß demselben ein leicht entgegengesetzt
wirkendes zugesetzt wird (constrictivam virtutem admixtione
laxativi esse frangendam[8]. In einem gewissen Sinne gehört noch
eine Gruppe von Arzneimitteln zu den »constringentia«, welche

---

[1]) Vgl. acut. II, 202.
[2]) Vgl. acut. II, 197; chron. IV, 42.
[3]) Vgl. acut. l. c.
[4]) Vgl. chron. II, 193.
[5]) Vgl. acut. II, 197.
[6]) Vgl. acut. III, 17; chron. IV, 42, 47 usw.
[7]) Vgl. chron. IV, 51; II, 175.
[8]) Vgl. acut. III, 17.

Caelius als »compaginanda« oder »glutinanda« bezeichnet. Sie bewirken ähnlich wie die ersteren eine Verengerung, ein Zusammenkleben der »Poren«, werden aber nicht zu so allgemeinen Zwecken verwandt, sondern dienen nur bei bestimmten Krankheitszuständen zur Festigung der Gewebe[1]), namentlich bei inneren und äußeren mit Blutung einhergehenden Wunden.

Die Arzneigruppe der »Laxantia«.

Die umgekehrte Hauptindikation, welche durch den Status strictus, d. h. den Zustand erhöhter Spannung, gegeben ist, erfordert auch entgegengesetzt wirkende Mittel. Diese haben die Aufgabe, lockernd, lösend, erschlaffend und lindernd auf die zu straffen Gewebe zu wirken, die Poren zu erweitern und dadurch die Ausscheidungen und Absonderungen zu erleichtern und zu vermehren. Sie werden deshalb von Caelius als »laxativa«[2]), »mitigativa«[3]), »lenientia«[4]) oder »emollentia«[5]) bezeichnet. Ihre Anwendung ist ebenso mannigfach wie diejenige der »constringentia« und geschieht — mutatis mutandis — unter den gleichen Gesichtspunkten und nach denselben Grundsätzen.

»Unterstützungsmittel«.

Diesen beiden großen Hauptgruppen von Arzneimitteln stehen nun jederseits eine Reihe von Unterstützungsmitteln zur Seite, welche teils an ihre Stelle treten, teils aber auch sie in ihrer Wirkung bloß unterstützen, oder diese Wirkung in irgendeiner Weise modifizieren. Den konstringierenden Stoffen stehen nahe hauptsächlich diejenigen, welche Röte oder Schwellung erzeugen, die sogenannten »ruborantia«[6]) oder »fortificantia«[7]). Durch den — meist auf die äußere Haut — ausgeübten Reiz wird ebenso eine Verengerung der Poren herbeigeführt wie durch die eigentlichen »Constringentia«. Auch die Mittel mit austrocknender Wirkung (siccativa virtus)[8]) gehören hierher. Sie haben zwar

---

[1]) Vgl. chron. II, 160 ff.
[2]) Vgl. z. B. chron. II, 76; acut. III, 151 u. ö.
[3]) Vgl. chron. IV, 2; V, 12, 37, 47 usw.
[4]) Vgl. chron. II, 73, 104, 176 usw.
[5]) Vgl. chron. V, 47.
[6]) Vgl. z. B. chron. I, 99, 168; III, 115 usw.
[7]) Vgl. chron. II, 78; III, 115 usw.
[8]) Vgl. chron. II, 208, 210; III, 114; IV, 71.

die besondere Aufgabe, Körperteile mit krankhaft vermehrter Absonderung trocken zu machen[1]), sind in ihrer Wirkung aber jenen verwandt. Sie haben die Fähigkeit, die stark absondernden Teile zu verschließen und auszutrocknen«[2]).

Auf der andren Seite stehen neben den eigentlichen »laxantia« eine Anzahl von Medikamenten, welche, wenn auch nicht unmittelbar, so doch auf einem Nebenwege eine ähnliche Wirkung erzeugen. Hierhin gehören die sogenannten »Anastomotica« (ἀναστομωτικά), Stoffe, welche, auf die Haut angewandt, »die Körperoberfläche reizen und dadurch die Poren öffnen«[3]). Auch die »Acopa« sind dieser Gruppe zuzurechnen; »sie greifen den Körper gleichsam durch ihre beißende Eigenschaft an, erhitzen ihn und bringen ihn dadurch zur Erweichung«[4]). Auch die sogenannten »Purgativa« sind zu dieser Medikamentengruppe gehörig. Unter ihnen ist nicht das gleiche zu verstehen, was wir heute darunter begreifen, d. h. Abführmittel, sondern ganz allgemein solche Arzneien, welche auf irgendeinen Teil eine »reinigende Wirkung« (purgativa virtus) ausüben[5]). So dienen sie beispielsweise zur Reinigung innerer Geschwüre bei Phthisis pulmonum[6]), und werden, je nach dem gewünschten Wirkungsgrade in verschiedener Form und Stärke angewandt von der »mildesten Reinigung« (mitissima detersio) bis zur kräftigsten (major purgatio)[7]). In gewisser Weise bilden die zuletzt genannten Arzneimittel bereits den Übergang zu den bereits oben erwähnten Spezialmitteln.

Spezialmittel.

Genau entsprechend seiner grundsätzlichen Stellungnahme gegenüber der symptomatischen Behandlung überhaupt billigt Caelius »die Anwendung gewisser Mittel, welche zwar nicht die ganze Krankheit selbst beseitigen können, wohl aber zur Bekämpfung der Symptome dienen«[8]). Als ausdrückliche Forderung

---

[1]) Vgl. chron. IV, 53.
[2]) Vgl. chron. II, 29,
[3]) Vgl. chron. III, 73; (vgl. ferner acut. III, 40).
[4]) Vgl. chron. II, 33; ac. II, 81; chron. I, 99; II, 26 f.
[5]) Im Gegensatz zu Caelius nennen allerdings andere Ärzte gerade die eigentlichen »Abführmittel« ═ purgativa medicamina (καθαρτικά) vgl. Cael. chron. I, 45; II, 55 u. ö.
[6]) Vgl. II, 203 ff.
[7]) Vgl. ebenda.
[8]) Vgl. chron. III, 131

bei der Anwendung dieser »Symptomatica« aber stellt er auf, daß man ihrer auf einzelne Erscheinungen des Leidens günstigen Wirkung zuliebe niemals die Krankheit selbst verschlimmern dürfe[1]).

Eines der wichtigsten Symptome, zu deren Bekämpfung Caelius derartige außerhalb des Rahmens der Hauptindikationen liegende Medikamente zuläßt, ist der Schmerz. Gegen ihn wendet er die sogenannten »Indoloria« (= anodyna) an. Ihre Wirkung geht über diejenigen der »mitigantia« und »lenientia« insofern hinaus, als sie nicht nur lindernd und mildernd, sondern eben geradezu schmerzbetäubend sind[2]). Hierhin gehören ferner auch die »Hustenmittel« (tussicularia medicamina), von denen Caelius aber sagt, daß »sie zwar zeitweilig die Hustenbewegungen der Kranken offenbar lindern, aber das ganze Leiden an sich schlechter machen können«[3]). Auch die »Nießmittel« (ptarmica oder sternutatoria genannt), welche den Schleim aus dem Kopfe abführen sollen, sind zu dieser Gruppe von Medikamenten zu rechnen[4]). Ebenso die sehr häufig angewandten Brechmittel, welche — neben den rein mechanisch wirkenden, wie das Reizen des Gaumens mit dem in den Mund gesteckten Finger[5]) — dazu dienen, den Mageninhalt zu entleeren[6]). In vielen Fällen verwendet Caelius auch ein Mittel, welches eigentlich nur humoralpathologischen Grundsätzen seine Berechtigung verdankt, den »Apophlegmatismos«, d. h. ein schleimtreibendes Mittel, dessen Wirkung ähnlich ist wie diejenige der Nießmittel[7]). Wichtig sind sodann die schweißtreibenden Mittel (sudorifica), die, wie ihr Name besagt, bestimmt sind, vermehrte Schweißabsonderung zu erzeugen und dadurch mittelbar »porenöffnend« zu wirken[8]). Die »galletreibenden« Medikamente (felliduci = χολαγωγά) werden von unsrem Arzt zwar erwähnt, aber grundsätzlich abgelehnt[9]). Auch den harntreibenden Mitteln

---

[1]) Vgl. chron. II, 177.
[2]) Vgl. chron. II, 72, 79; III, 59; auch I, 108.
[3]) Vgl. chron. II, 177.
[4]) Vgl. ac. II, 33, 80; chron. III, 42, 71 usw.
[5]) Vgl. chron. I, 31.
[6]) Vgl. chron. I, 28 f., 34, 169 usw.
[7]) Vgl. chron. I, 98; II, 82 u. ö.
[8]) Vgl. chron. III, 73, 114 u. ö. Sie sind wohl identisch mit den chron. III, 116, angeführten »Reflantian«.
[9]) Vgl. chron. III, 63.

(diuretica = aquiduci oder hydragoga) verwendet er nur im Notfall, wenn die allgemeinen Mittel nicht ausreichen, um eine als erforderlich erkannte Vermehrung der Nierenabsonderung zu erzielen [1]).

Weit über den Rahmen aller dieser »Specifica« gehen nach ihrer Bedeutung hinaus die sogenannten »Recorporativa« oder »Metasyncritica«. Ihre Aufgabe ist durch den bereits besprochenen[2]) Zweck des ganzen sogenannten metasynkritischen Verfahrens bestimmt: nämlich durch Ausübung gewisser kräftiger Reize eine vollkommene »Umstimmung« des gesamten Organismus hervorzurufen«[3]). Alle hierher gehörenden Mittel finden dennoch fast ausschließlich bei chronischen Leiden Verwendung. Sie scheiden sich in zwei große Gruppen, je nachdem sie auf die Körperoberfläche oder von innen heraus wirken sollen. Es sind scharfe Stoffe, welche teils die gleichen Eigenschaften wie die oben erwähnten »Ruborantia« haben, teils aber heftige Reaktionen in inneren Körperorganen (Magen usw.) hervorbringen. Ihr Endzweck aber ist stets, »gleichsam durch Ausstoßung der krankhaft veränderten Gewebe die Organe umzubilden, sie durch Bildung von neuen Geweben zu ergänzen und zur Gesundheit zurückzuführen«[4]).

Alles in allem genommen, fügt sich auch die arzneiliche Behandlung bei Caelius harmonisch in den Rahmen seiner gesamten Therapie ein und verstärkt den Eindruck eines für die damalige Zeit außerordentlich wohl überlegten, in kluger Weise den Bedürfnissen der Ärzte angepaßten und vor allem auf die praktische Betätigung zugeschnittenen Heilsystems; eines Systems, das in der Folgerichtigkeit seiner Grundsätze und in dem Spielraum, den es doch dem Arzte in seiner Anwendung läßt, wohl mit einer andren Schöpfung des römischen Geistes sich vergleichen läßt: dem »Jus romanum«.

---

[1]) Vgl. chron. III, 63, 119; V, 121.
[2]) Vgl. oben S. 77 ff.
[3]) Vgl. chron. I, 42.
[4]) Vgl. chron. III, 85; s. auch chron. I, 169; II, 75, 113; V, 15, 47 usw.

Sachverzeichnis.

www.ingramcontent.com/pod-product-compliance
Lightning Source LLC
Chambersburg PA
CBHW021714210326
41599CB00013B/1652